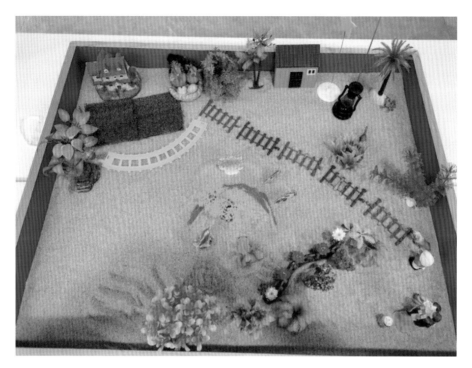

图6-2　来访者创作的沙盘画面

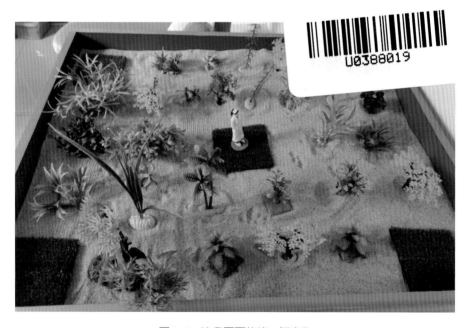

图6-3　沙盘画面的统一与变化

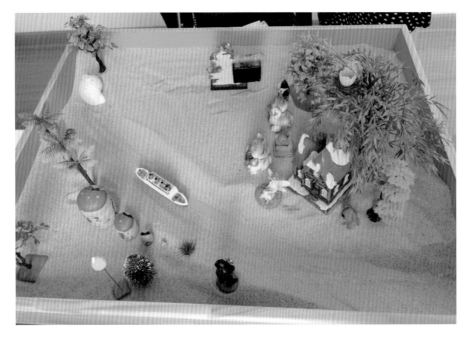

图6-4 沙盘画面的对称与均衡

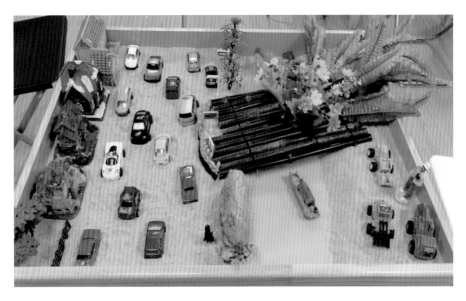

图6-5 沙盘画面的节奏与韵律

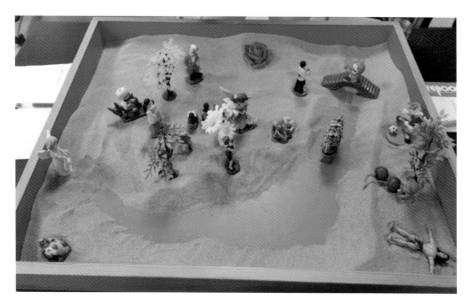

图6-6　强对比的色彩关系

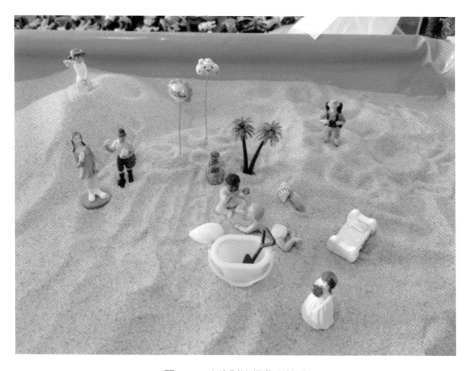

图6-7　中度对比的色彩关系

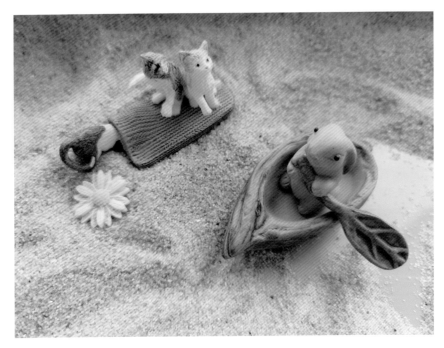

图6-8　较弱对比的色彩关系

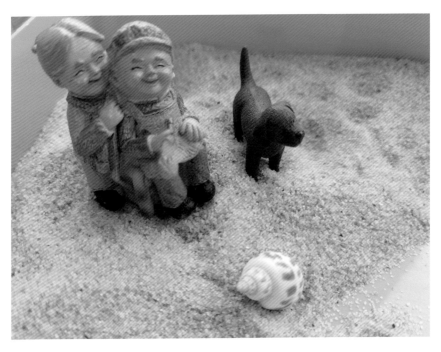

图6-9　弱对比的色彩关系

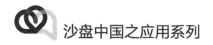

沙盘中国之应用系列

团体沙盘心理技术
过程、策略与技巧

于晶　李鑫蕾　邵功铭　编著

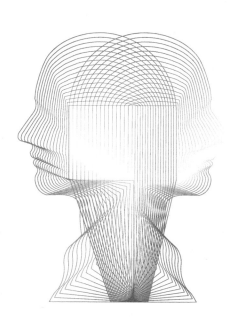

化学工业出版社

·北京·

内容简介

团体沙盘心理技术通过多层次的无意识意识化的过程，逐步调整认知与行为，最终达到心理健康教育、心灵成长及心理辅导的目的。本书力求从理论与实践高度解决团体沙盘心理技术在以往教学、应用及督导过程中收集到的相关学习者与应用者的诸多疑惑与问题；从团体沙盘带领者的视角入手，力图帮助心理咨询师或者心理学工作者，从理论以及实践两个方面更加深入、细致、翔实地掌握团体沙盘心理技术并应用于实践。

本书结构清晰、理论丰富、论述翔实，是一本有理论高度与实践指导深度的参考用书，适合所有团体沙盘心理技术应用爱好者阅读。

图书在版编目（CIP）数据

团体沙盘心理技术：过程、策略与技巧/于晶，李鑫蕾，邵功铭编著． —北京：化学工业出版社，2022.5（2023.6重印）
ISBN 978-7-122-40844-0

Ⅰ.①团… Ⅱ.①于… ②李… ③邵… Ⅲ.①精神疗法-研究 Ⅳ.①R749.055

中国版本图书馆CIP数据核字（2022）第033449号

责任编辑：李彦玲 文字编辑：谢晓馨 刘 璐
责任校对：赵懿桐 装帧设计：王晓宇

出版发行：化学工业出版社（北京市东城区青年湖南街13号　邮政编码100011）
印　　装：涿州市般润文化传播有限公司
710mm×1000mm　1/16　印张10¼　彩插2　字数193千字
2023年6月北京第1版第2次印刷

购书咨询：010-64518888　　　　　　售后服务：010-64518899
网　　址：http://www.cip.com.cn
凡购买本书，如有缺损质量问题，本社销售中心负责调换。

定　　价：49.80元

序

很荣幸被于晶教授邀请为新书写序。

我在2000年初就有幸与于晶教授相识，她是我的学姐，我也知道这些年来她一直致力于团体沙盘心理技术的学习、研究和传播，我其实也一直好奇她是怎么通过沙盘来进行团体辅导的。几年前，我被她邀请到团体沙盘心理技术培训课堂。在那次课堂上，有八个沙盘，几位学员围绕着沙盘，他们正专注于沙盘画面的分享。我被一个小组成员允许后坐下来，看到了他们的沙盘画面：右上角有房子与树，房前有夫妻和孩子，屋侧面有车和家畜；右下角有学校及两个正在学习的学生；左下角有草地、树木及动物；偏左一点的中心有一个湖，靠近家的方向有一朵莲花；靠左下角的地方有一个躺椅。

这个画面为什么是这样呢？我饶有兴致地听到了以下的故事。

学员A（女，35岁左右）：我将其命名为"和谐的家"。一家人的房子在绿树成荫的乡村，他们非常融洽和谐地生活在一起。大人们到地里每天劳作，并养了一些鸡鸭猪等来供养家庭，前面的荷花池既可以看莲花又可以养鱼，让这个家庭既有美景看也很富足。孩子们白天到学校学习，回来后也帮大人们做一些家务活，并可以到屋后摘果子。生活虽然平凡，但他们感受到了精神的力量，让他们坚信一分耕耘就有一分收获。孩子们放假时，他们也选择去不曾去过的地方度假，一方面开阔眼界，另一方面为平凡的生活增加乐趣。我讲完了。（小伙伴掌声，她停顿了几秒）今天这个画面让我感悟到，一家人在一起生活得平凡安稳就是最大的幸福。只是平时我们要的东西太多，就有了很多不满足的焦虑。谢谢你们的倾听与陪伴。

学员B（男，25岁左右）：我将其命名为"平凡的一生"。家是我们出生的地方，也是我们生命力量的源泉。在长大的过程中，我们去学校学习、去工作，可能已经远离了当初那个出生时的家。但是当我们累了、烦了，也可以去寻找我们心中的家。成长路上起起伏伏是常态，终归我们还要继续我们的生活。家，永远都是我们温暖的归属，有房有车、有小动物，这就是我们平凡而富足的一生。嗯，我觉得人生所谓的坎坷都是必然，此刻我觉得我自己更有力量了。

接下来是C、D、E分享的概要。C："努力就有幸福的未来"，当下努力学习就是创造未来的幸福。D："坚持的力量"，这些小草具有顽强的生命力，野火烧不尽，春风吹又生。E："幸福的家"。限于篇幅，在此不赘述。真情流露的五个故事有相似也有不同，每一个人都在讲述自己的支线故事。我不仅感受到了团体大于个体的力量，也感受到了他们在分享故事过程中呈现出来的"叙事"的气息。

叙事疗法（Narrative Psychology）作为后现代心理咨询与治疗中具有典型意义的疗法，其理论源于后结构主义、社会建构论和福柯思想（Michel Foucault，法国思想体系史学家），相对于现代主义心理咨询的"标准订制"的思维，它更强调的是珍惜和欣赏每个人生命历程的独特经验，也可以被称为"私人订制"。它鼓励咨询师带着一种谦卑的世界观去看待来访者，从灵魂深处相信来访者不等同于他们所遇到的问题。因此它不仅仅是一种咨询方法，更是一种世界观和态度。它对文化与故事的解构、个体生命的关注、问题的外化理解、积极正向的重视、多元文化视角的态度，不仅可以在心理咨询中激发来访者生命的力量，更可以在生命实践中激发普通人的力量。

叙事疗法认为，人们对他人和自己叙说的生命故事对于如何理解世界、选择生活方式、定义自我认同有着最深远的影响。叙事的主要理念是人在说故事，故事也在说人。每个人的生命故事由主线故事和支线故事组成。主线故事是问题故事，人总是被问题故事所困。而支线故事是来访者自我积极认同的有力量、有影响力的故事。叙事疗法实践中协助人们描述问题、扩展看待问题的视野、通过提问改写生命故事的隐喻，叙说与再叙说等方法都是帮助来访者通过叙说来丰厚自己的生命宽度，进而从更高的视角，通过更深的觉察来重新看待自己和这个世界。在这个五个人的沙盘小组中，他们通过叙说与再叙说的方法改写了生命故事的隐喻，这就是重新建构有力量、有影响力的支线故事的过程。五个人的故事增加了看问题的视角，加深了对问题的觉察与认识，增加了意识厚度，也延长了生命的宽度，重新定义了生活的意义以及增强了每一个人的自我价值感。

当时我很好奇，试着问过他们对小组成员分享的感受，他们说感受都是自己的，可以表达；但对于别人的感受他们采取"不分析、不解释、不评价、不判断，重感受、重陪伴"的原则。这也正是叙事的态度，在叙事实践中要抱着好奇、放空的心态去感受每一个成员的生命故事，让来访者的故事可以被尊重地看见、听见。沙盘团体中的"四不二重"原则就营造出了一个叙说故事的安全环境，让每一个成员隐而不现的生命故事通过沙盘、沙具等形成的画面而更可见、更直观。因沙盘画面视觉感知的加入，以及团体伙伴共同营造的安全环境，让分享者在不断的叙说中更能整合细节，讲出更生动的生命故事。

于晶教授基于自己40多年来的心理学理论与实践，融合、创新了本土化的"团体沙盘心理技术"，这本《团体沙盘心理技术：过程、策略与技巧》正是对团体沙盘心理技术创新性研究的总结。我相信在团体下进行沙盘的无意识水平工作，在心理咨询的殿堂里融合的并非只有叙事疗法，其他的理论和技术也能在这个理论体系中寻找到自己的共识。

祝愿于晶教授及其团队的团体沙盘心理技术天天向上！

李焰

清华大学学生心理发展指导中心主任
教育部高校心理健康教育专家指导委员会副秘书长
中国心理卫生协会大学生心理咨询专业委员会第七届主任委员
中国心理学会临床与注册工作委员会第五届委员

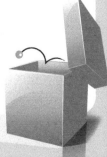

前言

团体沙盘心理技术发展到今天已经走过12个年头。这既是在中国本土文化下循于中国沙盘前辈学者们的专业之路后的另辟蹊径，也是纵观其他心理学流派之精髓的吸纳、创新与融合。该技术从雏形到成熟，从极少应用到被各行业广泛应用，从为少数人进行心理辅导服务到成为心理普及化的产品等，其过程既充满乐趣又历经艰难。此时，过往的发展之路像电影一样一幕幕在大脑中闪过，对所有曾经对此技术付出努力的人，唯有感恩。

沙盘游戏（沙盘心理技术）创立于欧洲。1911年威尔斯的文学作品《地板游戏》出版；1928年洛温菲尔德在其儿童诊所创立的"游戏王国技术"，为创立沙盘游戏奠定了基本框架；1957年瑞士心理学者多拉·卡尔夫注入荣格分析心理学并完善操作要点，以"沙盘游戏"正式命名，是沙盘游戏疗法的里程碑。沙盘游戏传入中国是在20世纪80年代中期，它在中国的传播与应用凝聚了一批中国学者的智慧与辛勤努力，使其有了更大的应用空间。

除荣格分析心理学之外，多拉·卡尔夫女士认为中国文化也是沙盘游戏重要的理论基础。可见，多拉·卡尔夫女士早已窥见到了博大精深的中国文化对沙盘游戏的价值。可以说，沙盘游戏在中国的应用，犹如她回归到了熟悉的、饱含底蕴的文化大地，这必定会开出绚丽的花朵。如何让沙盘游戏在她熟悉的肥沃土地上结出丰硕的成果？这始终是我们健心海团队不懈追求与探索的，也是我们未来努力的方向。

在中国化的应用探索中，我们一方面遵循多拉·卡尔夫女士在创立沙盘游戏时阐释的基本理论以及基本工作原则，另一方面在沙盘心理技术教学与应用中借用团体心理辅导理论、积极心理学理论与技术组成结构式团体，依托结构式团体进行体验式的教学与应用。另外，在教学与应用中我们又融入音乐、催眠、格式塔、焦点、叙事、心理剧等心理技术，使团体沙盘心理技术尽可能发挥最大的应用效果。

在十几年的教学与应用实践中，讲师们的教学反馈、学员的课堂提问和他们在各行各业广泛应用所取得的成果，都成为提高团体沙盘心理技术的动力。我们在不断的应用实践中越发体会到蕴含在沙盘心理技术中的中国文化的力量，并也欣喜地看到了中国人更适合并愿意参与的共同游戏，以及更能在相互分享中，从自己的文化根基中悟到成长的力量。为此，我们更坚定地相信团体沙盘心理技术是沙盘游戏中国化应用的方向与选择，也更加明确了团体沙盘心理技术的教学及应用的核心理念。

团体沙盘心理技术在不断研发与应用过程中，我们先开始以教学形式命名为"体验式团体沙盘心理技术"，后来我们又以团体的性质及类型命名为"结构式团体沙盘心理技术"。为便于称呼，我们现在把名称简化为"团体沙盘心理技术"，其基本内涵是：以荣格分析心理学、中国文化、多拉·卡尔夫的整合性思想和积极心理学为理论基础，坚持以来访者为中心，借助结构式团体，充分发挥沙盘各要素、团体的凝聚力以及每一个人的能动性，通过多层次的无意识意识化的过程，逐步调整认知与行为，最终达到心理健康教育、心灵成长及心理辅导的目的。时至今日，团体沙盘心理技术已经在全国各行各业的各类人群中得到广泛、深入的应用。

撰写此书的动力来自我们教学与督导团队收集到的所有学习者与应用者的诸多疑惑与问题，基于我们现有的认知与实践水平或许不能解决所有的问题，但至少会在一定的理论与实践基础上解决目前在教学以外的实践应用中的疑惑。

作为心理学工作者，我个人认为首先要有高瞻远瞩的目光，把心理健康教育做在前，把心灵成长放在中，把心理辅导（心理咨询或心理治疗）做在后；其次要有容纳百川的胸怀，吸纳不同理论与技术之长进行创新与应用；最后要有科学严谨的态度，以课题研究为导向，针对不同行业及不同人群设计不同的应用策略及实施方案，使其更加标准化。因此，我们一直坚持研究、教学、应用三位一体的心理学普及工作，走的是以人民为中心的、本土化的道路，走的是全国社会心理服务体系建设的道路，这是我们的初心。

　　本书的写作离不开团队所有成员12年的支持，还有几万学员的学习思考及应用反馈。本书另外两位作者李鑫蕾、邵功铭参与了部分章节的撰写，并对本书进行了审校，在此表示感谢。

于 晶

2021年10月10日于大连健心海总部

目录 CONTENTS

目录 CONTENTS

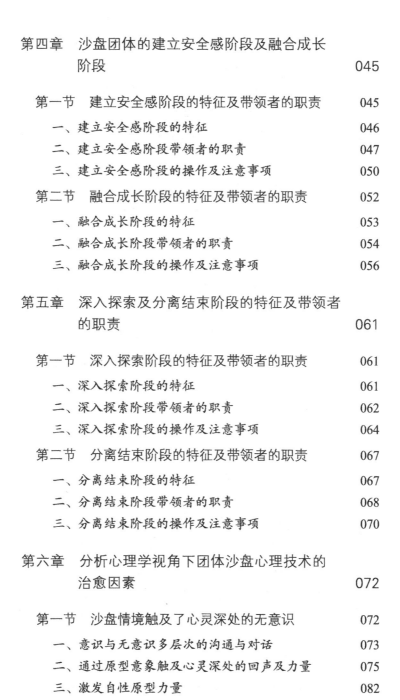

目录 CONTENTS

目录 CONTENTS

第一章
理解团体沙盘心理技术

沙盘游戏，这个蕴含着中国文化的心理技术回到了更适合它生长的文化大地，在中国大地遍地开花已近30年了。时至今日，团体沙盘心理技术在心理健康教育方面承担着重要的任务，同时也在心灵成长方面担负着一定的责任，更在心理辅导方面起着关键的作用。我们要从团体沙盘心理技术的核心层面来理解本土化的团体沙盘心理技术。

第一节　本土化创新的团体沙盘心理技术

任何一个被称为好用的心理技术，其标准一定具有应用的广泛性、深入性和持久性。团体沙盘心理技术经过十几年本土化的发展，已在心理健康教育、心灵成长及心理辅导等方面被广泛、深入应用，并且收到了良好的反馈，也收获了大量的研究成果。团体沙盘心理技术无论在理念上，还是在形式上及技术操作上都进行了本土化的创新，具有了中国特色，更适合中国国情，更亲民。

一、理论上的丰富

理论是实践应用的强大后备支持。团体沙盘心理技术的创新与发展，更需要有理论来充实与丰富。因此，团体沙盘心理技术在多拉·卡尔夫沙盘游戏原有的理论基础之上，又增加了几个重要的理论，使团体沙盘心理技术的理论基础更完善，更具有应用指导性。

第一，**人本主义心理学思想**。人本主义心理学更强调以参与者为中心，更相信参与者自己有能力来解决自己的问题。因此，在团体沙盘心理技术的应用中我们强调自己是解决自己心灵问题的专家，引导参与者向内寻求觉知的力量，通过对自己所呈现的画面进行觉察、探索、认识、接纳，最终使自己成长。我们特别强调在工作中，沙盘师是一个陪伴者、支持者、引导者，而非站在一定高度的指导者及教育者，沙盘师更多是通过一些问题，激发参与者探索自己内在的世界，让参与者自己找到内在的改变力量。

第二，积极心理学思想。 积极心理学更强调民族的兴旺有赖于心理素质的提高，因而对于人口众多的中国，我们更需要进行心理健康教育，以调动每一个人内在积极的力量，发展优秀品质，创造积极幸福的生活。团体沙盘心理技术在核心理念上、操作原则上及操作过程中始终坚持以积极心理学思想为主导，通过积极的沙盘主题操作激发每一个人内在的优秀品质（良知），使之过上真实的幸福生活。因此，积极心理学也是团体沙盘心理技术的理论依据。

第三，阳明心学。 王阳明提出了"心外无物""心外无理""心者身下主宰""凡知觉处便是心"等思想理论，强调心念、心理向善的作用。心学中也强调"知行合一"。为此，我们参照这些理念，注重在体验中的感受、向内看的力量，并在自我觉察、自我成长后达到知与行的统一。

第四，团体心理辅导理论。 依靠团体的方式有效地进行教育、教学，就会极大地提高心理健康教育、心理辅导的效率，让心理工作的效益最大化。团体沙盘心理技术在应用过程中一直是借用结构式团体进行的，因此，团体心理辅导理论也是学习者需要重点掌握的内容。

二、理念上的独特

在团体沙盘心理技术的核心理念阐释中，重点由"向外求"转为"向内寻"，这基于以下几点考虑。

首先，给参与者营造出"自由且受保护的空间"。 自由且受保护的空间是卡尔夫提出的沙盘操作原则。我们的团体沙盘心理技术强调"不分析、不解释、不评价、不判断，重感受、重陪伴"（简称"四不二重"），这不仅让沙盘师注重对参与者的陪伴与尊重，而且也更加具体地促使沙盘师通过"四不"来营造一个更加安全的空间，使沙盘师与参与者更能够进入"感受"无意识的状态中。同时，团体沙盘心理技术在设置上不仅加强了组内分享，也注重组间分享，这使无意识与意识的"见面"与"碰撞"的机会更多，使无意识意识化的可能性增加。可以说，参与一次团体沙盘活动感受到的无意识的广度与深度超出一对一的沙盘活动，因而使无意识呈现到意识之中的信息量也就更多。

其次，团体沙盘心理技术强调体验的重要性。 日常生活中，我们通过理论学习储备很多知识（道理），但落实行动时往往被无意识所左右，知行难以合一。因此，团体沙盘心理技术强调体验，在体验中证悟知识，在体验中顿悟，调动内心的力量，并在体验后践行。当沙盘游戏参与者借用手与沙、沙具在沙箱中体验时，内心的想法与冲突、问题的解决方案及未来的发展方向会跃然于沙盘中，让参与者真正看到自己内心需要整合的无意识力量。

最后，我们强调在团体中的学习与成长。 人的问题往往是关系的问题，在团体中可能会有不同的关系投射，这种模拟小社会关系的情景恰恰为关系中产生的一般心理问题提供了解决的氛围，也使成员减少了对团体带领者的投射。因此，团体的力量往往大于个体。

三、形式上的创新

传统的沙盘游戏一般为一对一的工作，更多关注心理问题。如今中国的沙盘学者们在此基础上有所发展，在一对一工作的同时，也进行了一些团体的工作，或多个一对一沙盘（平行沙盘）同时进行。形式上可以是一个2～8人的小团体，也可以是多个这种小团体同时进行。使沙盘心理技术在注重解决心理问题的同时，更注重心理健康教育与心灵成长。

四、技术上的融合

团体沙盘心理技术中整合了其他心理技术理念及其特长在其中，从而增强了团体沙盘心理技术的有效性。如音乐疗法、催眠疗法、正念疗法、叙事疗法、格式塔疗法、螺旋心理剧、焦点解决短期疗法、系统家庭治疗等技术都融合其中。

团体沙盘心理技术也可以作为其他心理技术疗法的辅助工具。团体沙盘心理技术应用在无意识层面，而无意识又是我们产生很多不合理信念问题的根源。改变认知与信念，进而改变行为是心理工作的一个重点。在具体的沙盘操作过程中，参与者把内心所思所想以一个三维立体的画面呈现出来，沙盘师与参与者都能通过这个画面直观地见到这个内心世界，进而更方便沙盘师与参与者共同工作。因此，无论什么价值取向的咨询师或沙盘师，都可以借助团体沙盘心理技术进行更有效的工作，使心理咨询工作事半功倍。

第二节　团体沙盘心理技术的应用与实践

一、应用形式多样

团体沙盘心理技术的应用形式是根据团体的性质而定的。

1.大沙盘团体

一般教育性或训练性的团体可以采取多个结构式小团体组成的大团体进行。如果沙盘团体带领者的能力及经验足够丰富，一次可以带领2～80人组成的团体，或者更多。以60人为例，若小组单位人数为6～7人，60人可以分成8～10个小组。如果超过80人，建议配备几名助教，每一个助教巡视5组左右。巡视过程也是一个陪伴过程，一旦某个小组有操作疑问时，可以由助教解决。现在许多大中小学校、企事业单位、社区家庭、公安或司法等单位的心理健康教育课程、心灵成长课程都借助团体沙盘心理技术开展。有很多学校、社区、企业都有固定的团体沙盘教室，根据基本班型一般为6～15个沙盘，一个沙盘5～7人，每个班级轮流使用团体沙盘教室上课。

2.一个沙盘团体

成长型的沙盘团体，一般以一个团体进行工作效果更好。一个沙盘团体人数不宜太多，5～8人为宜，最好不要超过15人（最小的团体有时是亲子2人）。如果团体人数超过8人，可以分2～3个小组，便于沙盘团体带领者照顾到每一个团体成员。其中有对安全感确立的考虑，也涉及注意力时长、无意识深入探索规律等因素。

3.一对一沙盘

发展性问题、一般性心理问题、严重心理问题的咨询、心理治疗都可以采用一对一的沙盘工作形式。在一对一的沙盘工作形式中，仍然要坚持团体沙盘心理技术的"不分析、不解释、不评价、不判断，重感受、重陪伴"的工作理念，并且在工作过程中要带着关爱与陪伴，积极倾听，默默欣赏与等待。另外，在沙盘团体成员中，有些人可能需要寻求一对一的沙盘体验，来解决个人深层次的问题。社会上也有许多寻求帮助的青少年及家长，利用沙盘心理技术可以帮助他们解决现实问题。

二、应用的行业多与范围广

在团体沙盘心理技术的核心理念指导下，不仅可以进行心理治疗，也可以进行心理咨询（辅导）以及心理健康教育，大大拓宽了应用的深度与广度。因此也为团体沙盘心理技术的应用及实践开辟了更广阔的空间。

何为心理健康教育、心理咨询、心理治疗？我们依据《中华人民共和国精神卫生法（2018修正）》来区分这三者的不同。其第二章心理健康促进和精神障碍预防第十六条对学校进行的心理健康教育有具体的要求。第二十三条明确提出"心理咨询人员不得从事心理治疗或者精神障碍的诊断、治疗"。心理咨询的工作对象主要是正常人、心理问题较轻或正在恢复或已复原的患者；心理治疗则主要是针对症状较重或是有心理障碍的人进行工作。心理咨询所着重处理的是正常人所遇到的各种问题，主要有人际关系问题、职业选择问题、教育求学问题、恋爱婚姻情感问题、子女教育问题等。心理治疗的应用对象则往往是某些神经症性障碍、心理障碍、行为障碍、心身疾病、康复中的精神病患者等。依此，团体沙盘心理技术也确定了应用范围及应用目标。

1.在幼儿园的应用

幼儿园年龄段的孩子们心智发展尚处在初期，不能完全表达积压在内心的情绪与想法，沙盘以游戏的方式给他们提供了最好的表达工具。幼儿园教师可以通过一周一次的团体沙盘游戏课对孩子们进行情绪疏导；也可以结合幼儿园常规课程内容把团体沙盘游戏作为辅助教学工具，以孩子们喜闻乐见的形式达到教学效果；还可以组成沙盘训练团体，如规则感建立、幼小衔接、同伴友谊、学会感恩、情绪管理等项目，这些都收到了非常好的应用效果。另外，团体沙盘心理技术也应用于幼儿教师团体减压、团体凝聚力建设，以及幼儿家长成长等课程。还有一些特殊幼儿园或是融合幼儿园用沙盘心理技术对患自闭症、抽动症等的儿童进行一对一心理辅导。

2.在中小学校的应用

国家规定各中小学心理健康教育的硬件配备中至少要有一个沙盘室，目前有条件的学校不仅有一个沙盘室，还配备了能容纳一个班级的团体沙盘教室。因此，可以利用团体沙盘教室开展一些如下形式的心理工作。如心理健康课程，利用活动课程、校本课程等开展的情绪管理教育、同伴关系教育、健全人格教育、自我修养成长教育、性心理教育、生命教育等课程。团体沙盘心理技术也可以作为语文课、道德与法制课等的教学辅助工具，寓教于乐，帮助师生进行体验式的教学；也有部分班主任借助团体沙盘开展主题班会，进行班级管理；利用周末时间开展亲子沙盘活动，对家长进行教育；学校可以组织教师进行沙盘团体建设活动。同时，专职心理老师可以用沙盘团体或个体的方式针对学生的考试焦虑、学习困难、注意力不集中、恐惧学校、厌学等学习问题进行咨询和辅导，也可在精神科医生指导下针对有抑郁、恐惧、焦虑、紧张、忧虑等问题的学生进行情绪疏导与辅导，甚至可对一些学生的多动、说谎、打架、胆怯等行为问题进行咨询与矫正。

3.在高等院校的应用

经过紧张的备考终于升入大学的大学生群体，看似轻松，事实上却承担着巨大压力。他们喜忧参半，喜的是，他们已有了很强的独立性和自我经营、学习、发展的能力；忧的是，他们的心理状况与整个社会大背景下人们的心理健康状况密切相关，受社会上各种各样的价值观的影响，大学生的心理问题变得十分集中和突出。在学业、生活、情感、就业多重"大山"的压迫下，大学生的心理健康容易出现问题。

在此背景下，各所大学心理健康中心的老师们开拓创新，做出了积极努力。有一些老师利用团体沙盘，把大学生心理健康课的内容设置为一个个主题进行体验式教学；还组成一些同质小组，如幸福恋爱沙盘小组、宿舍友爱沙盘小组、实现未来理想沙盘小组、快乐学习沙盘小组，以解决人际、学业、就业等成长压力问题；还开展入党教育及党员主题活动，用"回望初心""守住初心""榜样在身边""中国梦"等主题沙盘，让每一个要求进步的入党积极分子及党员在沙盘情境中觉察自己内心的积极力量。在此活动中，少了说教，多了共鸣与共情，调动了内心的积极力量。同时，利用团体沙盘进行危机干预，对校园突发事件中的师生开展团体沙盘心理技术突发事件应激晤谈，降低了突发事件的后效影响。

4.在企事业单位的应用

针对企事业员工的心理健康援助服务（Employee Assistance Program，简称EAP，又称员工帮助计划）从美国兴起，最初用于解决员工酗酒、吸毒和不良药物的影响所带来的心理障碍。EAP是企业采用合理的干预方法，积极主动地了解、评估、诊断及解决员工工作表达及绩效问题的过程。员工的工作绩效与他们的婚姻情感、情绪障碍、职场人际关系、职业生涯规划、工作生活平衡、亲子教育、家庭问题、物质依赖、临床心理障碍等多个方面的心理问题有极大的关系，这也是EAP工作的内容。现在许多企业的工会建立了心理小屋，设置沙盘室，为员工提供以上服务；也有的企业借用第三方力量为企业提供如上服务。

5.在社区及家庭的应用

2018年国家卫健委、中央政法委等10部委联合发布了《关于印发全国社会心理服务体系建设试点工作方案的通知》，要求到2021年底，试点地区逐步建立健全社会心理服务体系。现在大部分社区也建设了心理健康小屋（安心小屋），并配备沙盘设备，很多社区依靠心理社工或以购买第三方服务的形式开展工作。借助团体沙盘心理技术在社区开展社区工作人员心理建设及心理技能培训、家庭幸福和谐教育、特殊人群的心理教育、老年人的心理健康教育、邻里和谐教育、失独家庭关爱、党群关系建设等；同时也对社区中有焦虑、紧张、抑郁等情绪问题的居民进行心理辅导；对邻里纠纷、家庭纠纷等进行心理辅导；对家庭暴力等问题进行心理干预；对处于精神类疾病康复期人员、戒毒人员、社区矫正人员等进行心理辅导；等等。

6.在医疗保健系统的应用

1948年，联合国世界卫生组织（WHO）就在其成立宣言中，把人的健康定义为"身体、心理和社会上的完满状态"。事实上，已经有越来越多的疾病被发现不能单纯从生物学角度去研究和治疗，要把心理因素和社会因素也考虑进去。于是，美国精神病学家、内科学专家恩格尔就强调，在新时代进行医学模式的转变十分必要，即建立一种"生物—心理—社会医学模式"，"心身医学"由此产生。

深度心理学研究认为，心理的问题更多还是无意识的问题，因此，很多医疗机构应用团体沙盘心理技术来解决身心问题。如一些慢性病，包括原发性高血压、消化道溃疡、神经性呕吐、偏头痛、支气管哮喘、慢性疲劳等。同时，团体沙盘心理技术也可以针对重大疾病的术后心理康复，为心脏病、肿瘤等患者进行心理干预。

团体沙盘心理技术在妇幼保健系统的应用也比较广泛，如孕期心理沙盘、产后情绪稳定沙盘，儿童自闭症干预、青少年情绪问题干预、更年期心理稳定干预等，都收到了预期效果。

精神卫生保健部门也用团体沙盘心理技术对精神类疾病患者做长期干预，

 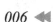

对于稳定情绪、恢复意识起到了一定的效果。

7.在特殊群体中的应用

公安民警、司法民警、部队官兵等群体的工作是一种复杂而特殊的工作，是社会上一个特殊群体。他们从事高压职业，他们的心理健康问题不仅影响其自身的健康，还直接影响工作的质量。团体沙盘心理技术则广泛应用于这些群体的心理健康辅导，以及个别群体的心理问题辅导、团队凝聚力建设、家属的心理健康服务、家庭和睦辅导、危机事件的应激晤谈、警员（军人）心理素质培养训练、入警（军）初心教育、监管对象的心理干预等。

8.在社会心理服务机构的应用

近年来，社会心理服务机构逐渐发展起来，社会心理服务机构也正在多元化地应用心理学的原理、方法和程序，预防或消除来访者的症状，改正不良的行为，促进心理健康，提高生活质量。

借用团体沙盘心理技术，社会心理服务机构开展的项目有：学习能力沙盘团体训练、口语交际训练、写作训练、人际交往训练、心智训练、情商训练、规则意识训练、考试焦虑减压训练、家庭教育培训等。另外，采取一对一的方法针对一般心理问题以及较严重心理问题进行辅导，也进行团体沙盘心理技术专项人才培训，心理咨询师基本功训练，等等。

第三节　团体沙盘心理技术的核心理念

已出版的"沙盘中国之应用系列"丛书大体囊括了各个行业中的沙盘应用领域，既包含个体案例，也含有团体案例，可以说团体沙盘心理技术在国内各行各业的应用越来越广泛与深入。同时，也有很多学习者把团体沙盘的操作新理念带入自己的生活与应用实践中，为自己的生活带来了积极的变化。

团体沙盘心理技术之所以被如此深入而广泛地应用，是因为它坚持走中国化、本土化的道路，并在这个过程中提炼总结出独具特色的核心理念。

一、自己是自己心灵问题的专家

许多心理咨询师被问到，你学习心理咨询能干什么？大部分的回答是：帮助别人。这样的回答不能说不对，但当咨询师个人成长不足时，可能会在这个"助人"工作中投射太多自己的主观内容，不能保持价值中立，使"助人"成了"助己"，不仅达不到预想的效果，甚至有可能起反作用。

我们本着人本主义观点，认为每一个人都有自我治愈的能力。美国人本主义心理学家罗杰斯提出"个人中心治疗"（Person-Centered Therapy），强调"事主有自我治愈的能力"。罗杰斯的基本假设是人在本质上是可以信任的，也就是人有自我了解及解决自己问题的潜能，不需咨询师的指导性介入，并且只要他们能融入特定的治疗关系中，就能够引导自我迈向成长。

在沙盘情境中为什么要秉承罗杰斯的"个人中心治疗"呢？美国芭芭拉·A.特纳与克里斯汀·尤斯坦斯杜蒂尔在她们所著的《沙盘游戏与讲故事：想象思维对儿童学习与发展的影响》一书中认为，沙盘中的象征性画面可能会透露出阻碍参与者的心理冲突，并且也产生解决冲突的方法，同时也能进一步发展新的心理能力。可见，沙盘是反映参与者内心真实想法的平台，沙盘师的工作就是让参与者看到他本身就存于内心的受阻力量及内心的能量。既然无意识被看到了，也就容易疏通了。

因此，在团体沙盘心理技术工作中（无论是团体的形式还是个体的形式），沙盘师要带着关爱与陪伴，放下评判，相信参与者的自愈力量，成为一个观察者与见证者，不干涉参与者借用沙、沙具等在沙盘进行的任何表达，仅用一些开放式的问题来引导参与者探索他自己的心灵花园。如在团体沙盘活动中沙盘师常常用"你拿的是什么沙具，摆放的理由是什么；摆放过程中的感受，整体画面的感受是什么"来进行提问。在个体沙盘工作中常用"你摆放的想法是什么，摆放之后看到这个画面的感受是什么""你的感受最重要""能给这个画面取一个名，并且讲一讲命名后的故事吗"来引导。正是由于沙盘师对参与者的抱持，使参与者放下自己的焦虑与紧张，深入内心来探索解决自己问题的方案，激发个人内在的成长力量。因此，只要沙盘师在沙盘工作中坚信"自己是自己心灵问题的专家"，就能采取尊重、支持的态度与做法，等待参与者的转变与成长。

二、坚持"四不二重"，保证"自由且受保护"

卡尔夫在其著作中，提出了"自由且受保护"的理念，这既是沙盘工作的操作要点，同时也是沙盘师与参与者建立关系的方向与目的。

各个心理流派都强调咨访关系的重要性，特别是人本主义学派罗杰斯认为，咨访关系的建立相对于技术应用更重要。团体沙盘心理技术的工作重心在于无意识。无意识是由那些不被意识所觉察的、由许多被遗忘的欲望所组成的内容。无意识并非是一潭死水，而有的时候如洪水般暴发，对人的性格和行为施加压力和影响。研究认为，具有能动作用的无意识总是力求得到满足而上升到意识领域，并作为人的动力基础，是人的行为的决定因素。如果我们能认识这些无意识暴发的规律，就会降低无意识对我们的影响。而想认识这些埋藏在内心深处的、未知的无意识，更需要有一个能让人敢于自由表达的、安静的、安全的环境，以及一个能够承接一切的温暖容器，让参与者慢慢感受和认识自己的无意识，使无意识转化为意识，扩大意识的容器，促进心理的转变与成长。

芭芭拉·A.特纳认为，在适当的条件下，这种先天的自我治愈能力以及向自我整合的自我成长趋势就会被激活。芭芭拉所指的"适当的条件"是什么呢？就是要求沙盘师营造一个自由且受保护的空间，让参与者可以尽情表达自己的无意识的心灵内容。因此，我们在团体沙盘心理技术工作中提出了"不分析、不解释、不评价、不判断，重感受、重陪伴"的"四不二重"工作原则，以使卡尔夫的"自由且受保护"的理念具有可操作性。这不仅体现在有声语言上，也要体现在无声的非语言上及心灵上。沙盘师在沙盘工作中遵循"四不二重"原则会给予参与者关爱与陪伴，对他们表达的无意识的心灵内容进行小心翼翼的聆听，聆听到的也许是参与者或多或少的有声语言，也许是非常细微的无声语言。沙盘师切记，在沙盘工作室里的所有都可视为表达。在聆听的过程中，沙盘师要默默地欣赏，使参与者有勇气表达他曾经的经历与感受，沙盘师要跟着他的脚步或急或缓地前行。单个沙盘画面只是代表了心灵转化的长期过程中的某个阶段，而这一转化的过程绝不能被解释干扰或阻碍。在最初的非言语和非解释性的阶段，沙盘师持有一种保护的、支持的、非言语的和理解的态度，他把所有注意力都完全集中在接受分析者的转化过程上，把自己对心灵的自我治愈过程的信心传达给接受分析者，是通过他作为一个沙盘师的存在，而不是通过他所说的话。我们在工作中任何的分析、解释、评价、判断都可能带有我们的主观臆断。因此，沙盘师要用心陪伴，真诚地关注参与者的个人问题，不带有批判性的态度，不反对或赞成，仅仅去接纳和守护。这种无条件的尊重与支持，使沙盘师能与参与者建立起基本的信任关系，陪伴着参与者来感受他自己的无意识，并一起成长。

三、探索无意识，调动内在的积极资源

1.探索无意识，由内向外的打破才是成长

荣格在弗洛伊德的冰山理论基础上进一步发展了无意识理论。他认为无意识可分为个体无意识和集体无意识，无意识才是影响人的心灵的主要因素。无意识是个体曾经意识到或没有意识到的、不曾进入意识或被意识压抑下去的带有情绪色彩的心灵内容，它可能是有形、有声、有色、有味的内容，多以图像的形式存储于右脑。它时而影响人的情绪，来势凶猛时往往无法控制它，使人偶尔不像"样子"（社会认同的角色），但有时为了实现它、满足它，也会激发人的灵感，给予人无限的创造力。

要想认识这一页一页的"历史篇章"（以童年经历构建出自己的价值体系），我们需要感受和体验，感受它们形形色色的存在。对它们的了解越多，我们就越能把它们扩充到意识之中，就更能够好好把握其作用。所以，在用团体沙盘心理技术进行工作时，我们要求沙盘师不仅要守护工作环境的安全，同时也要有足够的意识守护住自己的心灵空间，全然接纳参与者所表达的一切，这种全然接纳不仅体现在语言上的"四不"，内心也要坚守"四不"，内外统一的"四不"所传递的无意识力量会让参与者放下担心，并敢于探索自己内心深处的无意识。同时，在结构化的操作设置中，既要有个人在组内的分享，也要

有组与组之间的分享，使无意识与意识之间进行多层次沟通与对话，这就意味着把更多的无意识内容扩充到意识中，这是一种创造与革新。

探索自己无意识的过程，是看到自己不谙世事的童年时期的所思所想和形成的"不合理"观念，以及连接现实后的认知与行为的改变过程。这种由内而外的工作模式是心灵得到根本改变的重要方式，也是心理动力被激发的重要基础。

沙盘心理技术为我们探索无意识提供了一个非常好的支撑，一个三维立体的沙盘画面（象征性内容）表达了参与者当下的心灵内容，也许是矛盾、冲突及其解决方案，也可能体现出促进自我整合发展的新的心理能力。

荣格认为，每一个人都会向着"自性"整合自己，都有成长发展的内驱力。因此，团体沙盘心理技术不仅要求沙盘师提供自由且受保护的空间，而且在教学与应用设置上，更进一步促进参与者借助沙、沙具、沙盘把自己曾经的感受进行呈现与表达。在释放情绪的同时，通过非语言的方式，激发参与者成长与发展的内驱力，使其内在的、杂乱无序的心灵内容向有序的方向发展，从而改变过去的无意识的认知和行为，促进人格的进一步发展。

2."致良知"调动内在的积极资源

探索无意识、找到问题的根源并不是心理工作的终极目标，激发参与者内在的积极力量才是工作的重点。明代思想家王阳明强调"心即是理"，即最高的道理不需外求，而从自己心里即可得到。他认为由于理存在于心中，因此人人可以成尧舜。天地虽大，但有一念向善，心存良知，虽凡夫俗子，皆可为圣贤，即使不是读书人的平民百姓，也可以成为圣人。"心外无物""心外无理"，强调心念和内心向善的作用。心学中也强调"知行合一"，强调积极的人格及扩大意识容器的重要作用。王阳明曾在《传习录》中言："我今说个知行合一，正要人晓得一念发动处，便即是行了。发动处有不善，就将这不善的念克倒了，须要彻根彻底，不使那一念不善潜伏在胸中，此是我立言宗旨。""一念"正是我们提到的无意识，如果不能彻底根除就不能知行合一，要不断地让无意识意识化，把人心中的善念放大。

良知在人心中是不生不灭的，只是有隐显之分，"恶人之心，失其本体""只是物欲遮蔽，良心在内，自不会失，如云自蔽日，日何尝失了"。可见"恶"人也只是被物欲遮蔽，而良心还在，良知人人具有、个个自足，是一种不借外力的内在力量。我们需通过一种方法把良知激发出来。沙盘画面呈现的是内心的想法及个人发展的信心，这些都是一个人内在的良知，是本身就具有的。这些理论与方法也是荣格思想的精髓，荣格如果当年能看到明代的"王阳明心学"，估计荣格会更加坚信自己的思想。

西方的积极心理学的研究历史可以追溯到20世纪30年代特曼关于天才和婚姻幸福感的探讨，以及荣格关于生活意义的研究。20世纪末，美国心理学家马丁·塞利格曼、谢尔顿、劳拉·金创立了积极心理学。积极心理学认为人类具有6大类24种积极心理品质，充分发掘这些人格优势，促进个人和社会的发展，就会使人们过上积极幸福的生活。

积极心理学认为，通过发掘处于困境中的人的自身力量，就可以有效地预防心理问题。人类自身存在着可以抵御精神疾病的力量，它们是：勇气、关注未来、乐观主义、人际技巧、信仰、职业道德、希望、诚实、毅力和洞察力等。为此，我们在设置结构化团体沙盘的主题时，一般都采用积极正向的主题，这样可以更好地激发每一个人内在的积极力量，为自己与他人带来美好的幸福生活。

四、深入理解自己是与他人共情的前提

1.心理工作中的共情力量

心理学工作者的工作对象是人，人的心理问题绝大多数是在人际关系中产生的。我们常常说在人际交往中要换位思考，要有同理心。但我们常常把自己无意识的需要投射到别人身上，以为是别人需要。比如，一个母亲要求孩子上各种兴趣班，这多半是为实现母亲童年时的愿望，而美其名曰：为你好。这其实是想把自己的思想变成他人的行动，"换位"只是自己以为的而已。因此，每一个人最重要的工作就是了解自己，深入了解自己的无意识，真正做到"我的是我的，你的是你的"，界限分明。

共情是心理咨询师最重要的工作能力，也是最基本的能力。咨询工作过程中要求咨询师无条件地陪伴与支持，感同身受地理解与接纳来访者的感受。这种被保护、被接纳、被支持、被欣赏的感受会引发来访者的思考，会激发他自己内心的能量，找到解决自己问题的方法。每一个人的过往千差万别，咨询师也不例外，因而每一个人的心灵内容（无意识）也相差十万八千里。这就要求心理咨询师对自己有更多的了解，调动自己曾经的感受。感受越多，体会越多，就越能对来访者有更多的理解。

因此，沙盘师在工作过程中要注重对自己的观照与觉察，以及工作之后的个人体验与督导。如在进行团体沙盘操作时设置"轮值组长"（扮演本主题下、在一定结构下能自由做决定的参与者），设置组内分享、组间分享等规则，让每一个人在小组内进行参与者与沙盘师的角色互换，让每一个人都有机会体会参与者与沙盘师的感受与状态，进行意识与无意识的多层次的沟通与对话，加快无意识意识化的过程，使每一个参与者都通过此过程得到成长。通过自己为自己"治病"的过程，使共情能力得到提升。

对自己了解越多，越能理解别人；对别人理解越多，越能原谅别人，越能原谅别人就越能原谅自己。因此，当我们拥有同理心，才能与他人共情。

2.心理工作者的自我成长是前提

在沙盘师的培养与训练中，不仅要强调沙盘师的基本能力训练，也要强调

其人格发展。荣格认为，影响人格完整及和谐的是个体无意识及其情结，他们就像完整人格中一个个彼此分离的"小人格"（次人格）一样，它们是自主的、有自我驱动力的，而且可以强有力地控制我们的思想和行为。荣格进一步认为，不是人支配着情结，而是情结支配着人。而"自我"在其中起到了一个非常关键的门户作用，我们每天实际上有数不清的体验，但其中绝大多数都不可能被意识到，自我在它们达到意识之前就把它们淘汰了。自我保证了人格的统一性和连续性，可以通过对心理材料的选择和淘汰，在个体人格中维持一种持续的聚合性质。正是由于自我的存在，我们才能够感觉到今天的自己和昨天的自己是同一个人。

在沙盘师的培养、成长及其工作中，人格稳定更为重要。因为，沙盘心理技术针对无意识进行工作，沙盘操作过程中，不仅参与者在此时此刻表达曾经的不被意识接纳的无意识内容，同时在这个过程中参与者描述的画面，或是某一个沙具，或是参与者的某一句话，或是参与者的某一个行为，还可能引起沙盘师的情结。这些就勾起了沙盘师的无意识情结，考验着沙盘师的人格稳定。

所以，在沙盘师的培养与训练中，特别强调沙盘师的自我成长与发展，70%的课堂训练为操作体验，强调并在操作设置中让每一个沙盘师自我觉察、自我认识、自我沟通、自我成长、自我实现等。并且在课后要求沙盘师通过大量的沙盘团体活动来不断感受自己的无意识个人情结，个人情结被"发现"和"处理"得越多，自我意识容器就越大，就越能让意识的主人格稳定。这是团体沙盘心理技术的核心之处。

为了促进沙盘师人格的成长与发展，确保工作时的主人格稳定，我们特别规范了沙盘师的工作过程：以游戏的心态激发参与者的热情，带着关爱与陪伴，营造物理与心灵的安全空间，进行开放式提问并耐心倾听，默默欣赏并耐心等待，观照内心感受，与参与者共同成长。这既是对沙盘师的工作要求，也是沙盘师工作之后反思的要点。当主人格稳定了，完成这些工作就易如反掌。

五、团体力量大于个体力量

一般的心理问题可以在类似人际社会的团体中进行心理辅导。团体辅导与咨询的实施方式可以分为结构式、半结构式、非结构式。团体沙盘心理技术选择的是结构式，有预定的目标、明确的主题、适合的工作对象，比较注重针对团体所要达到的目标而设计活动，以引导成员参与沙盘团体学习。沙盘师借助结构式团体小组的形式，通过有规则的团体游戏，逐渐建立个体在团体里的安全感，即团体安全模式。通过小组成员间的真诚分享，成员们不仅能深刻体会自己在沙盘心理技术情境中的感受，从而觉察自己、认识自己、接纳自己和表达自己，还能觉察、认识、理解别人，尊重、接纳、包容别人，从而使小组内的每一个成员都能成长。

团体中的镜照、个人价值体现、现实人际模拟、团体凝聚等因素都可能使团体沙盘增效。很多参与者表示，在团体中得到了对一个事件的不同看法，使自己改变了认知，同时也在沙盘团体内得到支持与温暖，找到了力量。这种结构式沙盘团体，使心理健康教育、心灵成长及心理辅导的目标更清晰、功能更完善，团体带领者的身份更易辨认。沙盘师要聚焦团体沙盘辅导的主题并采用较多的引导技巧，选择有针对性的结构式练习，预先设计好团体方案和操作流程，以促进团体成员的互动，达到团体的目标。

六、简单的事情重复做，注重知行合一

《传习录》记载了王阳明的这样一段话。"问：静时亦觉意思好，才遇事便不同，如何？先生曰：是徒知养静而不用克己工夫也。如此临事便要倾倒。人须在事上磨，方立得住，方能静亦定、动亦定。"的确，许多人都有这样的体会，在学习中可以保持内心平静，但一旦遇到问题就内心慌乱。王阳明认为历事才能炼心，在事上磨炼，内心才会有强大的力量，个人才能成长。他还认为"知是行之始，行是知之成"，知必然要表现为行，不行不能算真知。道德认识和道德意识必然表现为道德行为，如果不去行动，不能算是真知。所以我们要注重课后的练习，发挥重复的作用，通过完成课后作业和在生活中的克己与省察，完成大量的操作性体验，并接受督导，更多地探索无意识，不断扩大意识容器，以实现心灵的自性化。

第二章

沙盘团体的分类、功能及对带领者的要求

很多学习过团体沙盘心理技术的学员在应用中总有很多困惑。"这个沙盘团体我怎么带领啊？""要解决他们的问题用一些什么主题会更有效果呢？""这个沙盘团体需要几次可以完成？""这个团体我带得特别吃力。"……要解决以上这些困惑，需要先了解带领的沙盘团体是哪一类型的，这些团体的功能和意义是什么，以及掌握每一个沙盘团体对带领者的素质要求等内容。此外，团体沙盘心理技术也借助了团体心理辅导的理论及方法，对团体心理辅导的了解是必要的。

第一节　团体心理辅导及其作用

一、团体心理辅导

团体是指两个人以上有互动关系的集合体，成员彼此之间产生交互作用，而且有统一的目标。构成团体的主要条件有四个：有一定规模（成员在两人以上）；彼此相互影响；有共识；有共同目标。

团体心理辅导是在团体的情境下进行的一种心理辅导形式，它是通过团体内的人际交往，促使个体在交往中观察、学习、体验，从而认识自我、探索自我、调整和改善与他人的关系，学习新的态度与行为方式，以促进团体成员适应与发展的助人过程。

团体越大，成员越多，成分也更加复杂。建立咨访关系并不是一对一的单向连接，而是要营造团体共同的安全感，因此也会更加复杂。如果没有基本的团体心理辅导理论与实践指导，就会发生误用、滥用和盗用团体心理辅导的情

况，这不仅会使团体成员学习错误的行为，还会加深其自卑感和挫败感，使其蒙受伤害，从而破坏团体心理辅导的专业信誉。

二、团体心理辅导的理论

群体动力学：团体心理辅导的重要理论基础之一。库尔特·勒温是群体动力学研究专家。他认为，个体在群体中生活，不仅取决于个体的个人生活空间，而且也受群体心理场的制约。群体作为一种由内在关系组成的系统，其影响力或作用远大于孤立的个体，整体比部分重要。因此，一个运转良好的团体，是能发挥各个成员凝聚力的。这种力量来自成员们对团体内部建立起来的一定的规范和价值的遵从，它使个体的动机需求与团体目标紧密相连，使得团体行为深深地影响个体行为。因此，团体心理辅导比个别心理辅导有更大的影响力和更好的辅导效益。

社会学习理论：美国心理学家阿尔伯特·班杜拉着眼于观察学习和自我调节在人的社会行为中的作用的研究，重视人的行为和环境的相互作用。他认为学习是直接经验学习和间接经验学习的综合，实验表明，观察他人的行为及其得到的结果，有替代强化的作用。人从一出生就处于不断成长及改变自身的过程中，人的潜能随着对社会的适应与再学习而不断增长。该理论在团体心理辅导中提供了有指导性的社会学习情境，通过团体的经验与现代心理学智慧，增进个人身心的健康发展。

个人中心治疗：罗杰斯认为如果给来访者提供一种最佳的心理环境或心理氛围，他们就会尽其所能，最大限度地进行自我理解，改变他们对自我和他人的看法，产生自我指导行为，并最终达到心理健康的水平。之后罗杰斯对该理论进行扩展，形成了新的教育观。他认为，教育的目标是促进学生变化和使学生学会学习，培养学生成为能够适应变化和知道如何学习的、有独特人格特征而又充分发挥作用的"自由人"。罗杰斯强调，在达到这一目标的过程中，教师要贯彻"非指导性"教学的理论与策略，即教师要尊重学生、珍视学生，在感情上和思想上与学生产生共鸣；对学生要产生同情式理解，从学生的内心深处了解学生的反应，敏感地意识到学生对教育与学习的看法；要信任学生，并同时感受到学生的信任，这样才会取得理想的教育效果。这也是团体心理辅导中重要的方法之一。

交互作用分析理论：由美国心理学家艾瑞克·伯恩于20世纪50年代在美国加利福尼亚州创立。交互作用分析理论认为，人的相互交往有三种自我状态：父母自我、成人自我、儿童自我。在公开交互作用中，发出者和接受者的沟通形式决定沟通效率。在团体心理辅导中比较容易识别这三种形式，并予以干预。而这种交互作用可以促进个体之间的认识、理解，甚至是成长。

社会心理学：社会心理学中关于人际沟通、信息传播、人际吸引等的研究也是团体心理辅导的重要理论基础。真诚而温暖的团体气氛有助于人与人之间建立良好的关系，在互相关心和帮助中克服恐惧、焦虑的心理，建立安全感。在这样的团体中可以使人更多地展示自己，增进相互了解，在交流中取长补短。

还有一些心理理论也是团体心理辅导的理论依据，在此我们不一一介绍。

三、团体心理辅导的作用

团体心理辅导能有效克服个别咨询耗时多、受众面窄、解决问题单一等缺点。它是通过设立特定的活动场景，利用团体成员间的互动达到集思广益、互帮互助、提高心理健康水平的目的，非常适合学校、企事业单位、社区等人员较多的单位的心理健康教育以及心灵成长工作。

其优势主要有：

① 适用面广，既可以针对具有共同心理问题的十人左右的小组，又可以针对几十人的发展性群体；

② 形式多样，生动有趣，有利于吸引成员积极参与；

③ 耗时短，效率高，效果好，每个成员既是"求助者"又是"助人者"，可以在有引导的相互影响中多视角地学习。该辅导有理论，有实践，有体验，有分享，能获得多重的反馈，从而产生心理与行为的改变。在团体中不但可以更有效地影响或改变个人的某些自我概念或想法，还可以协助解决原本在个人之间难以解决的问题。

从事沙盘团体心理辅导的带领者必须不断充实团体心理辅导的专业知识，掌握团体心理辅导的技巧，了解团体发展的过程，才能组织和实施有效的团体活动，协助成员真正解决问题，促进他们协调发展和适应生活。

第二节　带领者应明确各类沙盘团体的具体特点及自己的工作任务

团体沙盘心理技术不是团体与沙盘心理技术的简单相加，而是在具有中国本土化思想的核心理念下，借助封闭式、结构式团体，运用团体沙盘心理技术，形成了具有中国特色的团体沙盘操作原则及操作过程。沙盘团体的工作有了沙盘这个媒介，在团体心理辅导中能更深入地探索无意识，这就更需要带领者对团体类型、功能以及带领者自身的责任做必要的了解，以便更好地建立安全感，以及通过有效的领导力提高沙盘团体工作的效率。

区分沙盘团体的类型及了解这个团体的功能是带领者在进行沙盘团体工作前（沙盘团体准备阶段）必须要做的工作。

一、正式团体与非正式团体

1.依组织程度可分为正式团体与非正式团体

带领者在组织沙盘团体时，依据一定的目标与任务来完成沙盘团体活动，这就是正式的团体。如学校、企事业单位、社会培训机构等组织的各种团体。学校、企事业单位、社会培训机构等一般有明确的培训要求，也就是说这类培训是有培训目标的。因为正式的沙盘团体有一定的目标，为达成这个目标而制订一定的培训计划，所以此类沙盘活动组织得比较严密，按步骤进行，并能完成预期目标。

但在工作中，有时又会临时组成一个沙盘团体，这类团体是临时组建，没有什么计划与目标，这就是非正式的沙盘团体。如有时在和朋友聚会时发起一个提议——咱们玩玩沙盘吧，这样一桌人就组成了沙盘团体。又如有人问什么是沙盘，于是组成小组体验一下。类似这样的，一个非正式的沙盘团体就组成了。非正式团体没有什么预先的目标，仅在一次沙盘团体过程中产生个人感受并获得自我成长即可。而有些临时组成的小组也会连续进行很多次活动，由临时转为正式的团体了。

2.对沙盘团体带领者的要求

正式团体是有组织的，一般组织单位会有一个整体的目标要求，作为沙盘团体带领者要根据组织单位的整体要求、沙盘团体工作的进程，进行目标补充及子目标的设计，这样才能更好地完成组织单位的目标。

正式的沙盘团体要求带领者必须有较强的策划与团体带领能力，事先对正式团体要达到的目标了如指掌，进而在策划及实施过程中按步骤来完成团体目标。

非正式团体要求带领者有更丰富的经验，在临时团体组成后要做简短的调研，再确定一个工作目标及工作计划，并在实施过程中根据情况及时调整操作设置，以便完成临时工作目标。

非正式的沙盘团体可能会有两种情况。一种情况是刚刚掌握了初级团体沙盘心理技术应用能力的带领者，想通过一些实践练习提高自己的技术水平，就可能会临时组织非正式的团体来体验，积累经验；另外一种情况是临时组成的沙盘团体带有一定的宣传目的，这就对带领者的能力与水平要求比较高。一方面带领者要熟练掌握团体沙盘的基本理论及基本操作；另一方面要有带领多个沙盘团体的经验；再一方面对临时体验者及类似群体要有了解，通过临时的沙盘设置与体验让临时体验者获得一定的成长。

二、大团体与小团体

1.依人数可分为大团体与小团体

依据对团体心理辅导理论的界定，两个人以上就为团体。以团体沙盘心理技术操作来界定，2～8人为小沙盘团体（沙盘小组）。沙盘团体的规模大小根据参与者的年龄（孩子年龄小、注意力时间短、遵守规则意识不强等，可组织小团体）、带领者的经验（经验少可以带小团体，经验多可以带大团体）、沙盘团体类型（教育性团体人数可以多，治疗性团体人数尽可能少一些）和目标问题等来确定。如一个班级的小学生为一个大沙盘团体，这个大团体可以分为4～10个小沙盘团体，每一个小沙盘团体由4～5人组成比较合适；青少年小沙盘团体可以为5～7人。而一个刚刚学习完团体沙盘心理技术的学员在组织团体时，就胜任力来说，组织一个4～8人的沙盘团体更妥当。

在发展性的沙盘团体辅导中，成员可以有20～100人，而家庭团体有时只有母子两个人。人多，可以提供充足的互动机会；人少，使每个人都可以深度参与，体验到一种归属感。如我们把小学低年级的一个班级分成4～10个小沙盘团体，每一个小团体4～5人，进行结构化的"沙盘游戏""沙盘主题班会""沙盘活动课""沙盘心理健康课""沙盘语文课""沙盘思想品德课"。而在成人沙盘团体中，有时一个小团体会达到7～8人。沙盘团体的大小与问题的难易程度无关，而与沙盘团体目标、带领者的能力、时间设置等有关。在社区的沙盘活动中，家庭比较多，年龄结构也比较复杂，团体规模通常在30人左右。而企事业单位人员集中，往往沙盘团体就比较大，有时达200人左右。

2.对沙盘团体带领者的要求

小团体人数少，在团体活动时团体成员的需求、问题都比较容易被看到，对带领者的抱持能力、倾听能力、共情能力、咨询能力等要求都比较高。而团体人数多，不容易细微关照到每一个人的需求，这就要求沙盘团体带领者有控场能力、统筹能力和临场发挥能力，以及通过较严谨的设置让每一个小组成员进行充分的沟通、耐心地倾听并产生共情和相互理解。

三、隶属团体与参照团体

1.依关系可分为隶属团体与参照团体

心理学实验研究过程中，我们会组建实验团体，时常关注这个团体并拿出一定的研究数据，这个团体就是研究课题隶属的。而实验组的数据得出后没有参照数据就不能说明问题，因此还需要组建参照团体并收集数据。相对于隶属团体，我们组建的能为心理实验研究提供数据的就是参照团体。

因此，许多利用团体沙盘心理技术进行研究的心理学工作者，在课题研究

 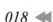

方案设计的过程中，不仅要考虑组建实验组，同时也要寻找平行对照团体，并拿出各自的数据，以便使研究结果更可信。

在一些机构组织的培训中，某个单位下的沙盘团体就是隶属团体。而有一些外来人被临时邀请进来后组成了小团体，其并没有任何课题研究目的，既没有隶属关系，也算不上是参照团体。

2.对沙盘团体带领者的要求

沙盘团体带领者要具有课题研究能力，在整个课题研究中能尽可能控制好隶属团体与参照团体的各类变量，及时收集数据，并对研究结果有比较科学的分析，得出可信的、有效的研究成果。

四、心理分析团体、行为治疗团体、会心团体等

1.依流派可分为心理分析团体、行为治疗团体、会心团体等

每一个心理学流派的理论基础及工作方式不同，除了对个体进行工作外，也可以组成不同的团体进行工作。带领者可以依据不同的价值取向（流派），借助沙盘心理技术进行团体工作，并以流派为沙盘团体命名。此时，团体沙盘心理技术仅仅作为一个技术媒介为各流派团体带领者提供服务，帮助其实现团体目标。

2.对沙盘团体带领者的要求

带领者除了对自己的工作有胜任力外，对团体沙盘心理技术也要比较熟练地掌握。

五、同质团体与异质团体

1.依成员背景分为同质团体与异质团体

有同类问题的成员组成的团体叫同质团体，因为有共同的话题，所以讨论更集中、更有深度。如针对PTSD（创伤后应激障碍）群体组建"团体沙盘心理技术突发事件应激晤谈团体"，针对压力较大的群体组建"沙盘减压团体"，针对需要和谐亲子关系的家庭组建"和谐家庭亲子关系沙盘团体"，等等。根据同质要求，组建团体后成员要讨论共同感兴趣的话题，并随着讨论的深入共同完成团体目标。

而异质团体的成员之间所面临的问题各不相同，往往聚在一起讨论问题时比较松散。对于一个话题，有些人有兴趣，而有些人没有兴趣，这就会影响团体的凝聚力，也影响团体的发展。此类沙盘团体不能深入聚焦问题，有的成员满足了期待，而有的成员并没有在沙盘团体活动中获益，成员流失率也比较大，可能几次活动后团体就解散了，难以长久。

2.对沙盘团体带领者的要求

同质团体的带领者除了要熟练掌握团体沙盘心理技术外，还要对同质团体可能产生的问题有深入的了解，并能时时把握沙盘团体进程，逐渐完成团体目标。异质团体的成员各自的需求和期待不同，对于带领者的要求更高，在不同的需求中讨论出大家能共同参与的议题更重要。

六、开放式团体与封闭式团体

1.依开放程度分为开放式团体与封闭式团体

开放式团体的特点是成员可以随意进出，成员是变化的、不固定的。而封闭式团体通常有一定的时间限制，团体活动的次数也是事先确定的，成员是固定的，团体成员可以退出，但不能增加新成员。沙盘心理技术是无意识水平的工作，更强调建立安全氛围。封闭式沙盘团体更有利于建立安全感，也有利于成员的无意识表达和意识与无意识的连接，以及促使团体成员可以针对某一个问题进行比较深入的探索。这种封闭式的沙盘团体如果成员只出不进的情况比较多，那么沙盘团体中的人数就会减少，互动就相对减少，团体动力不够，可能会加速团体解体。这其中有沙盘团体带领者的能力问题，也可能有沙盘团体的设置问题，要带领者进行反思。开放式团体成员随意进出，这就会使沙盘团体成员有新鲜感，并且有更多样化的互动机会，但开放式的沙盘团体会缺乏安全感与团体的凝聚力。

选择开放式团体或封闭式团体取决于许多因素，如沙盘工作目标、沙盘团体带领者的能力、成员的需要等。我们在实施团体沙盘心理技术工作时，更主张建立封闭式的沙盘团体。但也有例外，在组建相亲沙盘团体时，相亲沙盘团体的目标是增加对自己的了解，扩大交往范围；增加对他人的了解，提高沟通能力，促进牵手成功。因此，在这个沙盘团体实施过程中，我们就采取了半开放式的，即每次都会增加一部分新成员，新成员的加入就使团体更具活力，也增加了团体动力。

2.对沙盘团体带领者的要求

相比于封闭式团体，开放式团体的张力更强，带领者要更有耐心与恒心，而且要具有包容能力。把握此时此刻，不一定要强求团体成员每一次都能深入探索无意识。如果能够在每一次团体活动中聚焦此时此刻的问题，就能很好地利用团体进行沙盘工作。当然如果能够组建封闭式团体就能更好地完成工作目标。

而对于团体中的迟到、早退、请假、不聚焦问题讨论等情况要及时解决，使每一种情况都能得到处理，从而增加团体的凝聚力。

七、儿童、青少年、成人、老年人团体

按成员的年龄不同可分为儿童、青少年、成人、老年人团体等。

每一个年龄阶段都有每一个年龄阶段的心理特点及可能遇到的成长性问题和个人发展中的问题。因此，相同年龄段的成员组成一个沙盘团体更有利于问题的解决。我们对年龄阶段的划分是依据1989年11月20日第44届联合国大会通过的《儿童权利公约》，1992年4月2日开始在中国正式生效。公约中对儿童的界定为18岁以下的任何人。我们可将其再细分为儿童和青少年。

1.儿童沙盘团体

（1）儿童沙盘团体的特点及功能。我们把幼儿园到小学阶段的人统称为儿童。儿童理解能力、表达能力都处于萌芽与上升发展阶段，所以应用"沙盘游戏"进行教学是非常适合儿童的，而且在游戏中儿童能不知不觉地释放不良情绪，建立内在精神与现实世界的联系，促进心智成长，收效甚高。我们可以在小学以下阶段组建以下沙盘团体。

① 心理健康教育沙盘团体。这是我们在小学阶段组建最多的团体，借助沙盘团体引入主题，完成心理健康课程的教学内容及教学目标。团体沙盘心理技术寓教于乐，以体验为主，从体验中感悟与成长，为学校的心理健康教育工作注入了新的活力。学校的老师们根据教学目标设置好每一次的沙盘教学主题与"游戏规则"，孩子们在此过程中不仅能快乐地"玩"，而且能在玩中获得知识，同时也获得心理成长。一个学期连续的6～8次沙盘团体课能促进孩子们的心理健康及人格成长与发展。许多学校把心理健康课作为校本课程。

② 沙盘课堂、沙盘班会等。孩子们使用沙盘、沙、沙具等结合课程内容进行意象（画面）创作，这种形象化互动的方式非常适合儿童的心智特点，在这个游戏过程中孩子们真正成为学习的主体。沙盘形象化的方式不仅有助于儿童理解课程内容，还通过团体游戏增进了同学之间的关系，更通过这个无意识的游戏提高了孩子们的心理健康水平。在这类课堂上，我们真正见证了孩子们的创造力、自我修复能力、自我觉察能力、自我发展能力。对于小学生来说，语言不能完全表达内心的情绪与感受，而这种"游戏"的形式自然地带出他们的情绪与感受。同时，还有一些班主任借助团体沙盘开展主题班会，在一个个小组讨论中，孩子们可以解决目前面临的问题。很多班主任利用沙盘团体完成了班级自治。

③ 有同质发展问题的沙盘团体。有一些儿童经常表现出在人际、学习等方面的不良行为，比如好斗、不能和同伴友好相处、爱攻击别人、缺乏起码的行为规范、歧视别人、注意力不集中等。对于这类儿童，组建沙盘团体会收到预防性的效果。这类儿童沙盘团体可以使儿童表达他们对自我问题的看法和情绪，以及对一些问题的感受，并在此过程中促进他们无意识的自我整合。同时

在沙盘游戏过程中我们也能鉴别有严重情绪问题和行为问题的儿童，以便报告给学校管理部门及家长，避免出现严重问题。沙盘游戏为尚处于成长发展中的孩子提供了最好的表达平台。针对上述儿童，越尽早地为他们提供专业的心理帮助，就越能帮助他们解决日常生活中可能遇到的发展性的心理问题。

（2）对儿童沙盘团体带领者的要求。儿童沙盘团体的带领者在熟悉儿童教学工作的同时也要掌握团体沙盘心理技术，并了解儿童的心理特点、行为特点等。还需具有极强的爱心、耐心及心理辅导能力，能够借助儿童的活泼优势及时调整沙盘团体的教学与辅导计划，以活泼的形式激发儿童的学习热情，达到心理健康教育的目的。

2.青少年沙盘团体

对正处于青少年时期的人来说，他们的独立意识开始增强，但家长们往往希望他们"听话"，这自然就会引发亲子冲突。许多青少年在此时可能有无人帮助和无人理解的感受。组建沙盘团体既符合他们的心理特点，也会使他们在"游戏"中成熟起来。

（1）青少年沙盘团体的特点及功能。青少年会面临既需要依赖成人又想独立自主的矛盾，会产生想接受关怀又想拒绝管束的冲突，同时也会面临建立自我认同感、安全感以及建立同伴友谊等问题。许多青少年在各种压力之下产生了较严重的精神负担。而沙盘团体可以为青少年提供一个环境去感受和了解自己的冲突，并通过自己创作的沙盘画面来探索自我，由此找到更为有效的成长方法。我们有多位老师在中学做了许多团体实践，如心理健康教育团体、语文课沙盘团体、沙盘道德与法制课、沙盘职业生涯课、沙盘班会等。

在沙盘团体中，青少年能学习如何与同伴沟通，也能学习如何与同伴看待同一个问题，并学习如何从团体带领者提供的榜样身上获益，还能学习如何表达自己所关心的内容，并协助其他成员进行自我了解和自我接纳。

在一次初中二年级的沙盘思想道德课上，孩子们通过在沙盘中的分享，既抒发了自己在家庭中因父母的"爱"带来的桎梏情绪，也讨论出与父母进行良好沟通的良策。孩子们从这次的主题沙盘中获益良多。

（2）对青少年沙盘团体带领者的要求。面对想独立又不够成熟的青少年群体，带领者要有足够的包容心，看到他们的成长力量，同时更要有强大的共情能力，动之以情，晓之以理。在理解他们的同时，引入积极理念，注入积极思想，使青少年能够积极地行动。

3.大学生沙盘团体

（1）大学生沙盘团体的特点及功能。调节情绪、适应社会、处理人际关系是大学生面临的重点发展问题，团体沙盘心理技术正是满足大学生发展需要的工具。大学生沙盘团体的目的在于为大学生提供一个减少受阻力量、探索成长道路的机会，解决他们所关心的问题，如宿舍交友、男女关系、学习兴趣、职业生涯发展、认同感、人际冲突等。

现在有很多大学已经开始提供多样化的、结构性的团体沙盘辅导，例如领导能力沙盘团体、情绪管理沙盘团体、减压沙盘团体、职业选择沙盘团体、留学生环境适应沙盘团体、恋爱沙盘团体等，以满足大学生各方面的需要。同时，有的大学借助团体沙盘开设心理健康课，这种课真正的主体是学生，学生们在这样的课程中通过自身体验来挖掘自己内心的力量，从而获得成长。同时，对于突发事件，利用沙盘技术进行危机干预也有特别的效果。

（2）对大学生沙盘团体带领者的要求。大学生的求知欲很强烈，这时正是他们人生观、价值观、世界观形成的关键时期，带领者要多以开放讨论的方式带动团体，让他们以主体的身份参与到团体活动中，并从中获得感悟与成长。

4. 成人沙盘团体

（1）成人沙盘团体的特点及功能。在20～50岁的这个阶段，人格的发展趋于稳定、成熟，体力与耐力最强，是人生中精力最旺盛、创造力最活跃、成就动机最强烈的时期。这个阶段的人们乐于接受挑战，努力建立及巩固个人的事业。选择配偶、建立家庭、养育子女的同时，这个阶段的人也面临着来自生活和工作的许多压力和问题，如经济压力、家庭维系、子女教育、对成功的期望等。

成人沙盘团体是专门针对成人的需求和面临的问题而设计的。成人能更有意识地面对自己的无意识，在沙盘团体中成长更快。例如，增进夫妻关系的幸福沙盘营，增进亲子关系的亲子沙盘工作坊，培养家长成为好父母的沙盘训练营，解决工作与家庭之间的冲突和矛盾的家庭事业平衡沙盘团体，处理工作压力的减压沙盘工作坊，进行职业发展规划的生涯探索及决策沙盘团体，还有新员工融入沙盘团体、"不忘初心"党建沙盘团体、人际关系和谐沙盘团体、相亲沙盘团体、处理婚姻危机的训练营等。

（2）对成人沙盘团体带领者的要求。成人的防御感比较强，融入团体比较慢，带领者既要通过行为表象看到其所需的尊重，也要看到这些成人内心那个害怕被揭露的小小孩。因此要有耐心及恒心守住沙盘团体工作的安全场域，等待那个小小孩感受到安全后出现；同时，也要及时处理沙盘工作中可能会出现的突发情况，及时调整沙盘设置，使每一个小组成员都能受益。

5. 老年人沙盘团体

（1）老年人沙盘团体的特点及功能。随着年龄的增加，老年人在许多方面体验到孤独、疾病的痛苦和对死亡的恐惧，许多老年人对未来生活看不到希望，自我价值感越来越低，经常感到自己不被重视，不被理解，对社会和他人没有用处，这使他们退缩并回到无意识的生活中。同时，随着老年人的体能越来越差，他们对疾病与死亡的恐惧越来越强烈，保健和医疗时常围绕并困扰着他们。

沙盘团体能唤起老年人的青春记忆，帮助老年人面对自己的发展任务，使他们能维持自身的整体性和自尊。沙盘团体环境能使老年人借助沙盘活动产生更多的话题，以此消除孤独感，增加安全感，并为老年人提供必要的鼓励，使他们彼此支持，共同探索，寻找生活的意义，从而拥有更加充实的生活。目前，敬老院、社区建立了很多老年人沙盘团体，如回忆往昔沙盘团体、关怀生命沙盘团体、信任儿女沙盘团体等。这些团体沙盘的应用都有效地帮助老年人，使他们充满自信，从而快乐地生活。

（2）对老年人沙盘团体带领者的要求。带领者需要十分有耐心、爱心，在老年人团体中经常会看到这种景象：带领者反复强调要求仍然有人不理解，一个老年成员多遍重复一件事，一个人讲过去的事情占用太多时间，有的成员总是指责批评他人，有的成员根本不屑参与，等等。这些场景都折射出老年人价值感偏低、生存焦虑感增加的问题，同时他们有记忆力、理解力趋向衰老的现实状况，因此带领者的极大耐心和爱心是带领这个团体走下去的重要基础。

八、教育性、成长性、支持性、自助性、治疗性等团体

依性质划分，我们可以将沙盘团体分为教育性、成长性、支持性、自助性、治疗性等团体。

1.教育性沙盘团体

（1）教育性沙盘团体的特点。心理健康教育是未病先治的工作，在这样的沙盘团体工作中，带领者要引导成员进行反馈与讨论。因此，在这类沙盘团体中，带领者既是教育者，也可能是讨论的推动者。带领者角色的确定，主要由团体目标决定，并根据目标来设置不同的教育主题，讨论主题及团体活动的进程步骤。

（2）对教育性沙盘团体带领者的要求。带领者在这样的团体中担当教育和引导讨论的角色，以使团体成员在主题沙盘的活动中参与讨论，从而获得成长。各个行业的各类沙盘团体一般都采用教育性团体，有目标、有主题、有设置，使每一次沙盘团体活动都完成教育任务。

2.成长性沙盘团体

（1）成长性沙盘团体的特点。在人生发展过程中，每个人都会不断地遇到困惑，以深度心理学视角来看这是经常被情结所扰动的结果。如果想解决这些困惑，就要不断探索自己，了解自己的无意识，人就能获得心智成长。对于那些试图更多地了解自己的人，可以组建成长性沙盘团体。

成长性沙盘团体主要目的是通过团体成员的主动参与，找到成员共同的兴趣和目标，重点在于自我成长与自我完善。而沙盘是深入探索无意识的重要手段，在成长性沙盘团体中，成员有机会深入探索自己，观照自己的内心。在更好地认识自己的同时，也能更好地了解他人，从而改善自己的人际沟通状况以

及自己对价值观的评估，发展个人目标。成长性沙盘团体的形式之一就是连续性的沙盘成长体验与讨论。我们常在学校、社区和一些培训机构组建成长性沙盘团体，以确定一个成长方向，如心灵成长团体、亲子和谐团体、夫妻关系成长团体、阿斯伯格综合征互助团体、残疾人自强团体等。

（2）对成长性沙盘团体带领者的要求。成长性沙盘团体的带领者需要有广博的心理学知识及相关的知识和经验，随着沙盘团体的进程可能会出现不同的问题，这就需要团体带领者在后续进行大量相关的辅导工作。

3.支持性沙盘团体

（1）支持性沙盘团体的特点。带领者可以把灾害中的丧亲者、癌症患者、残疾人等这些在某一些方面具有共同之处的人组成一个支持性的沙盘团体。当遇到相同的问题时，每一个人因自己无意识心灵内容的不同，其外在表现（反映）就有所不同。将其组成沙盘团体的目的，就是让团体成员通过交流思想和感受，帮助解决彼此心灵上存在的某些因创伤带来的问题和忧虑。

在此类沙盘团体中，带领者的作用是鼓励参与者进行体验与交流，促进彼此间的相互影响和教育。带领者要充分利用团体的资源，为成员提供最大的支持。另外，我们经常把有创伤后应激障碍的成员组成小组（视团体人数及距离创伤的时间远近分组），利用团体沙盘心理技术进行突发事件应激晤谈，一般在2～3小时内会起到非常好的效果。在计生部门的指导下对失独家庭进行团体沙盘干预，也会收到非常好的辅导效果。对于残疾人，可组织成立自强沙盘团体，他们在这个团体中能找到相互支持的力量。

（2）对支持性沙盘团体带领者的要求。在此类工作中，带领者的目标是促进成员产生互动，使他们知道小组成员是如何应对问题的，从而使成员之间相互支持与学习。带领者在此过程中一定要秉承价值中立，带着关爱与陪伴，尽可能用共情的方法对待团体中的每一个人。

4.自助性沙盘团体

（1）自助性沙盘团体的特点。我们可以针对有共同问题的人建立一个自助性的沙盘团体，这个沙盘团体可以深入到无意识，从无意识中挖掘积极能量，帮助人们抵抗心理紧张和压力，为他们提供改变自己生活的动力。自助性沙盘团体可以满足人们的一些重大需求，而这些需求可能是专业性心理咨询机构、教育机构等不能满足的。例如，团体沙盘课后自助成长小组、慢性病沙盘心理康复小组、工会之家沙盘小组等。

（2）对自助性沙盘团体带领者的要求。由于这些沙盘团体没有固定的专业带领者，可能只有单位的管理组织者。及时寻求督导是自助性沙盘团体能持续发展的重要一步，在督导中及时发现小组问题并解决这些问题，以便可以继续发展。但如果他们不寻求专业督导的话，有时这些团体的目标就会不聚焦或导致团体活动半途而废。

5.治疗性沙盘团体

（1）治疗性沙盘团体的特点。生活中常常有一些心理问题比较严重的人，主要症状如情绪障碍、学习障碍等，我们把有同类问题的成员组成一个沙盘小组，在带领者的支持与关心下，改变成员的人格结构，促使成员康复。如在精神科医生的组织下，住院的抑郁症患者组成一个治疗性沙盘团体，借助沙盘心理疗法，深入到无意识，使无意识扩充到意识中，扩大意识容器，使这类患者的心理稳定性增强。也有一般心理咨询机构的沙盘师在精神科医生的指导下，针对患过精神类疾病的人组建心理康复沙盘团体，这类团体的规模一般不超过一组，一组6～8个人。治疗性沙盘团体一般工作的时间比较长，所处理的问题也较为严重，工作的重点放在过去经验的影响以及无意识等因素上，同时会或多或少改变个人的人格结构。

（2）对治疗性沙盘团体带领者的要求。治疗性沙盘团体对带领者的要求更严格，而且要求经验更丰富。带领者要时时掌握治疗团体中每一个人的变化，在沙盘团体工作中要做到有的放矢，进行有效的工作。

九、结构式团体、半结构式团体与非结构式团体

按照团体的结构化程度，沙盘团体可以分为结构式沙盘团体、半结构式沙盘团体和非结构式沙盘团体。一般情况下，以心理教育、心理辅导为导向的沙盘团体的结构化程度比较高，而以咨询和治疗为导向的沙盘团体的结构化程度较低，无结构式团体常常用于专业人员的成长领域。可以说，一个团体沙盘师的操作可以从高度结构式慢慢过渡到半结构式，随着自己的理论与技能的提高，最后可以操作非结构式，或是可以从结构式到非结构式进行自如地过渡。

1.结构式沙盘团体

（1）结构式沙盘团体的特点。结构式沙盘团体或高度结构式沙盘团体，通常有非常具体且明确的过程方案、活动计划和操作设置，在事先有较完善的方案设计，包括每一次活动及每一次操作的细节设置，在沙盘团体活动时基本上按这个方案进行。这类沙盘团体的优点是在早期就能增进团体成员间的合作，降低成员的焦虑感。结构式沙盘团体一般比较适合心理教育团体，尤其适合青少年，如大中小学生的辅导团体，同时也适合家庭、企事业单位、医疗单位等的心理辅导团体。我们在应用中，针对一个沙盘团体制定工作目标，设置完整的操作步骤，并在实施过程中尽可能按这些计划进行。结构式沙盘团体也是新手沙盘学习者进行实操的开始。

（2）对结构式沙盘团体带领者的要求。在结构式沙盘团体中，团体带领者始终是带领者，所以身份易辨识，角色明确，带领者经常需要采用较多的引导技巧，促进沙盘团体内成员进行有效的互动。

2.半结构式沙盘团体

（1）半结构式沙盘团体的特点。半结构式沙盘团体是介于结构式沙盘团体和非结构式沙盘团体之间的一种团体形式。它一般有简单设计好的、初步的团体方案和流程，但又不拘泥于已有的流程，某些环节的内容可能又很灵活，也可能在团体活动过程中根据带领者对现场的把握给成员一定的自由度。

（2）对半结构式沙盘团体带领者的要求。半结构式沙盘团体带领者在带领团体沙盘过程中有相对的自由度，可以根据团体沙盘的进程，引导沙盘团体逐渐从结构式过渡到半结构式。带领者也会适当地运用一些结构化的团体活动，有效地推动团体进程。

3.非结构式沙盘团体

（1）非结构式沙盘团体的特点。非结构式沙盘团体基本上没有过程方案和活动，或者只有很简单的目标和计划。非结构式沙盘团体是指不安排有固定程序的活动，带领者需要根据团体的发展状况以及成员彼此的互动关系来决定沙盘团体的目标及运作流程。带领者的主要任务是催化和支持，多采用非指导性的方式，非结构式沙盘团体也会适当地运用团体活动和练习。非结构式沙盘团体一般适合年龄较大、心智成熟、表达能力较强的人，或是作为专业心理咨询师或沙盘师成长与发展的一个重要手段。

（2）对非结构式沙盘团体带领者的要求。非结构式沙盘团体对于带领者的要求会更高，需要带领者有更大的意识容器来解决团体成员可能会发生的"散""乱""不聚焦"等情况。其实，带领者如果坚信"任何一个表达都有意义"，任何的"散""乱""不聚焦"等都会给团体带来张力，而这种张力会带来更强烈的团体动力，快速促进每一个人的成长。依此理念，带领者就能接纳非结构式沙盘团体所发生的各种情况了。但如果沙盘团体带领者的水平不足，就多采取结构式沙盘团体，比较容易把握。

第三章
沙盘团体工作的策划准备阶段

"我接到一个青少年沙盘团体的任务，我该怎么做呢？"

"针对社区家庭的沙盘团体，我该做什么准备？"

"我给他做了三次沙盘团体心理工作，接下来该怎么办？"

诸如此类的问题在应用实践者那里太多了，为了解决这些疑惑，我们有必要从本章开始了解沙盘团体的发展过程。因为任何一个发展性问题或心理问题的解决都需要经历一定的过程，没有跨越式、飞跃式的发展。

沙盘团体的发展过程是沙盘团体在时间维度上的一个要素，这赋予每个沙盘团体独特性。沙盘团体的发展过程会在遵循一般性规律的同时，拥有各阶段不同的工作内容，具体如表3-1所示。通过分析和了解沙盘团体的发展过程，我们可以更好地掌握和预测团体凝聚力的现状和发展方向，拿出最适合的应对策略，高效地带领沙盘团体。

表3-1　沙盘团体发展阶段及主要工作

沙盘团体发展阶段	主要工作
策划准备阶段	进行整体方案设计及结构化操作设置
建立安全感阶段	热身破冰，借助沙盘媒介进行自我介绍等，初步触摸、了解探索无意识的方式，进行团体展示等活动，初建团体安全感
融合成长阶段	通过几次主题沙盘操作达到团体融合的同时，让每一个团体成员掌握沙盘探索无意识的路径，并进一步增强团体的安全感
深入探索阶段	在安全的氛围下，从主题设置到分享设置，引领成员更深入地探索无意识，使其建立多层次意识与无意识的沟通与对话
分离结束阶段	进行更多意识参与下的沙盘创作，建立与现实的连接，结束整个阶段

一个完整的沙盘团体发展过程通常会经历5个阶段。每一个阶段所处的时期不同，会表现出不同的特点，并且在团体凝聚力、成员心理特点、团体目标、带领者的任务等方面表现出一定的差异。对沙盘团体带领者来说，要带领好沙盘团体就需要明确和把握沙盘团体工作的目标。

　　一个沙盘团体顺利进行并完成预期目标，与事先严谨、周密的策划与准备是分不开的。诸如确定团体类型、制定沙盘团体总目标与子目标、完成目标的具体设置、招募成员、实施方案等步骤。此章我们探讨沙盘团体的策划准备阶段的具体事宜。

第一节　策划准备阶段的特征及带领者的职责

一、策划准备阶段的特征

　　策划准备阶段是沙盘团体能够稳固向前发展的重要基石。该阶段的特征是团体还未正式开始，一切都由带领者带领工作团队进行前期准备工作。这个时期，团队会经常在一起讨论策划方案，基本确定后就要分工实施。

二、策划准备阶段带领者的职责

　　沙盘团体带领者的任务是撰写工作方案、招募书和遴选合适的成员，筹备开展沙盘团体工作所需要的材料和资源。

　　任何沙盘团体的成功都与开始前的精心准备密不可分。要组成一个沙盘团体，若成员数量多，再加上工作目标、带领者的个人素质、工作过程因素等，沙盘团体工作就比一对一沙盘工作复杂得多。所以，在组建沙盘团体前，就需要做一些充足的准备工作。

　　在沙盘团体形成之前，对于团体目标、团体实施方案等问题，沙盘团体带领者都要妥善制订工作计划，计划包括沙盘团体工作总目标与子目标、团体类型、成员招募、场地布置、实现目标的具体操作等内容。这样才能有助于沙盘团体工作的展开和实施，最终达到沙盘团体的发展目标。

　　形成沙盘团体工作方案，首先要确定团体类型及团体目标。在实际应用中，有一部分团体任务是受企事业单位委托，还有一部分是自己组建的沙盘团体。无论哪种形式，带领者都要了解和评估团体服务对象。比如，在沙盘团体形成前带领者必须把下列问题全部考虑清楚：

　　所带领的沙盘团体是什么性质（类型）的
　　所带领的团体成员的年龄及与他们的熟悉程度
　　沙盘团体活动的时间是多久

沙盘团体活动的目的是什么

自己有没有带领同类型沙盘团体的经验

是否有类似沙盘团体的资料和活动可供参考

沙盘团体带领者是否要自己撰写团体计划

如果不是组织性团体，在招募成员方面是否有特别的规定

有多少人参加，自己最多可带领多少人

是否有助手帮助，助手的工作能力如何

场地是否需要布置，工作次数是多少，成员是否交费

沙盘设备和现场多媒体设备如何准备

确定培训费用结算时间及结算方式

把上述的问题都基本厘清，带领者就做到了心中有数，撰写策划书及实施方案就会比较顺利。

第二节　沙盘团体的工作目标

明确沙盘团体目标，是每一个沙盘团体带领者要认真对待的一个问题。当带领者充分理解团体目标时，能够比较容易地决定许多事情，例如团体的规模、成员的构成、每次子目标的确定、每次方案的设置及团体活动的次数。

一、带领者设立目标的作用

对于带领者来说，沙盘团体的目标具有地图式的作用。当带领者不清楚团体目标或带领者不遵循既定的目标时，沙盘团体通常是困惑的、令人厌烦的或无效的。带领者必须对沙盘团体的一般性目标和每次的子目标都非常清楚，而且带领者也要让成员知道沙盘团体的目标，这样整个团体才能共同循着一个目标前进，而不是仅仅靠带领者一个人的力量。大多数时候沙盘团体目标是明显的，比如减压、人际和谐、减肥等。但有时候并非所有成员的需求都与目标相契合。带领着由具有各种需求的成员组成的团体，意味着带领者不得不帮助团体决定哪些需求是合理的、能应对的。通过组织相关活动，提出相关问题以及阻止无关讨论等。澄清目标有助于带领者保持成员不偏离正轨。

二、确定沙盘团体目标

在确定沙盘团体目标前，带领者要展开调研。如有组织单位的隶属团体，要询问参与人数、参加者的年龄、参加者具体想要解决的问题，或根据社会需要、带领者的能力及对某类团体的社会调查，了解相关对象的需求等。当能基

本确定沙盘团体性质后，沙盘团体带领者就要通过查找相关资料、阅读书籍和杂志为沙盘团体工作的方案设计提供理论支持。同时也要了解和收集前人的经验，比如同类沙盘团体是否有人带领过、有哪些经验可以借鉴、有哪些需要注意的问题等。以上信息基本了解后，就可以确立沙盘团体目标了。下面有一些常用团体类型的目标，可供大家参考。

1.成长性沙盘团体目标

成长性沙盘团体也称为发展性沙盘团体，一般由正常的、健康的青少年学生、企事业员（职）工等组成。成员通过设置沙盘团体游戏来共同探讨成长发展中关心的问题，加深对自我以及对他人的认识，开发身心潜能并促进人格成长。现在以团体沙盘为心理技术在大中小学校开展的"心理健康课""校本课程""活动课"，以及"同伴关系""自我成长""职业生涯规划"等课程，企事业单位、机构等开展的"阳光心态（情绪管理）""自我成长""爱岗敬业""不忘初心"等课程，都是成长性沙盘团体活动。其目标就是通过一次或数次的沙盘团体活动，释放团体成员的负面情绪，提高认知水平，促进心理健康发展。

2.训练性沙盘团体目标

该目标要求成员通过沙盘团体游戏学会如何有效地处理人际关系，掌握某项生活技能，增强其社会适应能力。现在针对大众开发的课程有很多，如针对大中小学学生的课程有"和谐沟通""团队凝聚力""学习能力""家庭积极心理辅导""写作能力""青少年积极心理品质""宿舍人际和谐""学生会干部领导力"等；针对心理咨询师的课程有"咨询师基本功训练""咨询师共情能力训练""咨询师个人成长训练"等；针对家庭的课程有"亲子和谐训练""夫妻和谐训练""超越原生家庭""好爸妈成长"等；针对企事业单位的课程有"沟通能力训练""新员工适应环境训练""和谐人际关系训练""积极心理品质训练""领导力训练""团队凝聚力训练"等。

3.治疗性沙盘团体目标

带领者可以让有一般心理问题或严重心理问题的成员组成一个沙盘治疗团体，探索更深层无意识的问题，缓解或消除成员的症状，使成员恢复心理平衡，促进人格成长与发展，达到心理健康的目的。如学校、机构或是精神卫生部门可以由有资格的心理治疗师或能熟练运用和掌握团体沙盘心理技术的带领者组织"减压团体""孕期减压团体""产后抑郁沙盘团体""术后心理康复团体""心脏病心理康复团体""阿斯伯格综合征团体""抽动秽语综合征心理团体"等，还有针对重大事件发生后的"突发事件应邀晤谈沙盘团体"。

以上3种性质的团体目标的实现受团体带领者、团体类型、团体子目标、团体设置等一系列因素的影响。

三、沙盘团体子目标及其主题的科学设置

沙盘心理技术是无意识水平的工作，单次的沙盘工作可能达不到完全整合无意识的目的，连续的沙盘工作才是最好发挥效果并深入解决心灵问题的方式。对此，有很多实践者的问题是如果连续做沙盘团体工作，每一次都做什么主题？这确实是一个问题。其实在总目标确立后，我们要用一些结构式的子目标的主题来完成这个沙盘团体的总目标。这就是沙盘团体子目标的意义。

如何设置沙盘团体子目标的主题，可以从以下几点考虑，使总目标之下的子目标的主题更具有科学性，更具考量性。

1.基于理论的考虑

理论是一切心理工作的基础，团体沙盘心理技术基于荣格分析心理学、中国文化、卡尔夫的整合思想、团体心理辅导、积极心理学等理论而发展。因此，要想掌握好沙盘心理技术，要熟知这些理论。同时，在应用过程中有关团体成员的职业、年龄、面对的问题等也要有一定的理论支持，如为企业员工设计减压活动，我们就需了解职场员工心理、情绪管理学等内容，这就为更好地完成子目标做好充分的准备。

如关于"团体沙盘心理技术在改善大学生寝室人际关系中的设计与应用"的理论有：团体沙盘心理技术理论、团体动力学理论、自我效能理论、人际沟通理论。

2.基于研究文献的考虑

基本理论是宏观的指导，具体设置什么主题能完成子目标就是微观方面的工作。仍以"团体沙盘心理技术在改善大学生寝室人际关系中的设计与应用"为例，参考衣庆泳的《对话大学生寝室人际交往问题》，毛小玲、李宏翔、张建梅的《大学生宿舍人际关系的特点》，刘娟、姜喜双、王健的《运用团体沙盘游戏改善大学生宿舍人际关系》，设计出逐步深入的、具有逻辑的、抽丝剥茧般的7个主题，一个主题又有多个子目标。

（1）与你相识。目标：破冰之旅，建设团队，确定团队规范，认识和体验沙盘。

（2）我的童年。目标：探索自我，进行自我认知，表达情绪，进一步建立团队成员间的积极关系。

（3）我的大学。目标：探索自我，正确应对学习和生活中的困难，加强分析和解决问题的能力，发展自我的创造力。

（4）心连心——信任。目标：加强建立积极关系的能力，体验爱与被爱的力量。

（5）感恩相遇。目标：看到同伴的优点，促进心理弹性水平的提高，增加自我价值感。

（6）自卑与超越。目标：探索自卑来源并超越自卑，促进心理弹性水平的提高，增加自我价值感。

（7）我们的未来。目标：认识自己对未来生活的向往，呈现对未来的积极想象，回顾自我成长，给予团队成员支持和力量。

通过对总目标下的具体问题的研究，子目标设计就有了方向，就可以通过完成一个个子目标，最终达成总目标。

3.基于职业伦理的考虑

很多成长中的咨询师有一个错误的态度与认知，认为参与者进行眼泪宣泄就是成功的咨询，如果看到来访者哭了就认为自己"有水平""咨询成功"。因此，可能在设置主题时往往会用"痛苦的童年""最难忘的事（可能是正面的欢乐的，也可能是负面的痛苦的）""说出你的困难"等，以致很多参与者要么觉得"没意思"（其实是安全感不足，害怕深入探索而避开话题），要么就是哭得难受，还没有恢复过来，就到了结束的时间。

其实，当沙盘团体的安全感没有完全建立起来时，对此类话题的探讨就像一剂"猛药"，有的人尝尝很"苦"不想再吃，达不到分享和治愈的效果；而有的人敢吃下去，但药劲太大了，很多无意识的"伤口"就在毫无防备下被撕开，痛苦不已，需要内部"消化"很久。甚至还可能有"后遗症"，一直"疼"，再也不敢去触碰这类"药"了，因此产生了畏惧心理，有可能脱离团体。

无论设立什么样的沙盘团体目标，都要把"为参与其中的每一个团体成员带来福祉"放在第一位。这其中涉及带领者的胜任力问题、隐私与保密问题、专业关系问题等职业伦理问题。因此，在设置子目标主题时，带领者要使每一个团体成员逐渐、逐步建立起相互支持和信任的安全关系，成为互助的伙伴。同时也要考虑到探索无意识是一个渐进的过程，不可操之过急，还要考虑团体安全感建立起来的时机。如上述的几个主题，尽可能在一个封闭式的沙盘团体中进行12次团体沙盘体验后再植入这些主题。不然，如果带领者胜任力不足很难在团体出现紧急情况时做出及时处理。所以，通常情况下，我们更希望用积极正向的主题引入。

4.基于团体类型的考虑

不同的团体类型在子目标主题设计上要有所不同。如以成长型团体为例，成长型团体的子目标主题具有发展性，而成人治疗型团体的子目标主题更具有探索无意识的意义。如果都是成长型团体，儿童沙盘团体与成人沙盘团体子目标的主题相同，但儿童沙盘团体子目标的表述一定要用儿童能够听懂的、好理解的语言。如成年人主题"感恩妈妈"（成人能够理解这类概括性词语），儿童可以用"感谢妈妈为我们做的一件温暖事"（儿童更需要用形象化的语言来设计）。所以，在主题设计上，团体性质（类型）也是需考虑的一个重要因素。

5.基于团体过程的考虑

沙盘心理技术是针对无意识工作的，进行沙盘团体工作是需要由浅入深，再由深回到现实的过程。由此，子目标主题的设计要配合这个渐进过程。开始时设计一些能带来美好回忆的主题，如"美丽的家园""一次愉快的旅行""勇敢的瞬间""最骄傲的一件事"等。随着团体成员安全感的建立和对无意识有了了解及追求，带领者就可以再设计几个深入探索的主题。如"家人最温暖你的一件事""童年的美好回忆""与信任有关的一件事""感恩"等。如果是长程（超过30次）的成长小组，一些主题就由轮值组长说了算，也可以在10次活动后做无主题沙盘，更利于解决每一个成员当下的成长问题。而在最后结束时，带领者再用一些欢快的主题让每一个成员回到意识中来，如"美好的未来""十年后的自己""梦想实现"等。

6.基于沙盘团体操作的考虑

团体沙盘心理技术操作中，一般指导性主题的基本操作是将沙具一次性拿回来摆放或依次拿回来摆放；而有些主题是由音乐舞动或摸沙引入，再拿沙具来创作的，其目的是降低防御，更好地激发成员对无意识的感受。对于初次参与游戏的成员来说，任何操作都具有陌生感，因此多采用一般指导性主题即可。随着沙盘团体活动的不断深入，不仅成员之间会相互熟悉，每一个成员对基本操作也比较熟悉了。对此，带领者可以根据子目标的主题，在操作设置上多一些新创造，以便让参与者有新鲜感，同时也能达成子目标。但对儿童来说，越简单、越容易理解的操作设置越会让他们放松和投入，切不可把简单的操作复杂化。

7.基于实践经验的考虑

在团体沙盘心理技术应用发展中，一些有实践验证的主题与操作普遍适用于大部分团体与人群。如建立安全感初期，我们通常会用"我是谁""美丽和谐的家""快乐的童年"等主题；而在沙盘团体结束时，我们常常用"美好未来""美丽梦想"等主题结束。再如，"感恩"是人类24种积极心理品质中最重要的品质，一旦这个内在积极品质被调动，成员会有满满的幸福感，会使成员产生更多的爱心、更大的包容心和更强的心理弹性，并增加自我价值感。但是通过大量的实践，我们体会到在沙盘团体没有建立起安全感时，这个"感恩"主题往往不能深入下去，不会达到预期效果。一般我们会在第3～5次主题操作以后、团体安全感逐步建立起来时，再做"感恩"主题就更容易达到预想的效果。

8.基于理论建构的考虑

对课题研究来说，更需严谨性与科学性。已有的理论及实践是否适合自己的课题思路及课题结论，需要进一步的论证，并做必要的理论建构。如在《中小学团体沙盘心理技术应用实践》中，有关"母亲积极心理品质的团体沙盘心理技术的研究"就是在理论基础上，通过编制"母亲积极心理品质问卷"，再在问卷基础之上运用团体沙盘心理技术设计出对母亲的积极心理品质进行干预的方案。方案既包括总目标，也包括若干个子目标，并通过实施此方案得出实验结果。这就是理论建构的过程。

9.基于激发内在积极力量的考虑

《三字经》中有"人之初，性本善"；荣格认为"每一个人都有成长发展的内驱力"；王阳明主张"心外无物，心外无理"，我们要做的工作是"致良知"，一切良知都在我们的内心；积极心理学认为"人类有6大类24种积极品质，我们要激发每一个人的积极情绪，善用这些积极品质，过幸福的生活"。所以，激发每一个人内在的积极力量是应用团体沙盘心理技术进行工作的重点之一，用积极的主题调动积极的力量，让每一个人过上积极幸福的生活。

10.基于来访者现实情况的考虑

在团体沙盘策划方案的实施过程中，也可以考虑一些临近的特殊日子（春节、中秋等传统节日）或发生的特殊事件（除重大灾难事件，对学生来说，亲人或同学丧生、父母离异、心爱的物品丢失等都可能是比较大的事件）带来的影响，以此在可预见的节日设计一些与节日相关的主题，也可以根据不可预见性临时增加主题。这既保证了方案的连贯性，也激发了文化原型的力量，同时也可以处理因特殊事件带来的不利影响。如有一个小学生沙盘成长团体的带领者考虑临近中秋，就把"中秋节"作为一个主题，因此让孩子们对中秋节的阖家团圆有了更深的理解，同时也增加了爱家、爱父母的情怀。还有一个情绪治疗的沙盘团体，因为周边发生了轰动一时的爆炸事件，对了解此事件的每一个人影响都很大，他们的无意识被调动，有一些人出现PTSD症状。所以带领者就更改了计划，做了一次团体沙盘突发事件的应激晤谈，这就解决了成员的现实问题。通过考虑现实情况设计的主题，既解决了团体成员的问题，也为后续整体方案的顺利实施做了应急处理。

四、常见问题的主题设计思路

1.人际问题

马克思说，人的本质是一切社会关系的总和。可见，我们的生存离不开社会关系。马斯洛的需要层次理论认为，满足了生理需要、安全需要之后，就是归属与爱（社交）的需要。夫妻关系、情侣关系、亲子关系、同伴关系、师生关系、朋友关系、上下级关系等都是我们身边错综复杂的关系，我们都想在一段关系里得到归属与认可。但只要有关系就会有摩擦和矛盾，要想解决人际问题就需要把可能影响人际问题的一些节点找出来，以便逐一在沙盘中呈现，让参与者在此方面不断成长，最终达到人际和谐的目的。

人际问题往往存在着界限不清、沟通不畅、包容不够、信任不足等问题。而界限不清常常反映在比较"融合"的家庭关系中。自己的事情没管好，就去管别人的事，自以为自己都是正确的，结果就出现了"你的事情就是我的事情，我的事情也是你应该管的事情"的情况。出现这类问题主要与一个人童年缺失的需要（无意识）有关，与原生家庭的价值观、习惯有关，也与沟通、包容、信任等人际问题有关。

解决以上问题的方法有很多，这里仅用"童年爱的缺失"为例。一个孩子如果缺少足够的爱的陪伴与关怀，就为这个孩子种下了不安全、不信任、自己不值得爱等的无意识内容，他在人际交往中就会表现出疏离、过分依赖、冲突等行为。即便到了成年，他也会把自己缺失的需要投射到新的关系中，也采取与童年类似的行为方式，无意识地希望在这些关系中得到爱的满足。但别人并不可能完全按着他理想的方式来满足他的需要。因此，只有深入到自己的无意识中，通过探索、了解自己最深层的需要，找到一种合理的方式来满足自己深层的"爱"的需要，从而为和谐关系而努力。

普通心理学对情绪的界定是当主体的需要得到满足时就会产生正性肯定的情绪，需要得不到满足时就会产生负性否定的情绪。因此，我们要创设一定的情境，去满足个体曾经缺失的爱的需要，这样才能使爱的需要得到满足，从而产生正性肯定的情绪，这也弥补了因一次次向外投射却得不到"爱"的满足的遗憾及心灵的缺失。

梦是无意识的实现，而沙盘是醒着的梦，在沙盘中实现自己的梦想，是一件非常愉快的事。

带领者借助团体沙盘心理技术这个媒介，让所有参与者为自己送礼物，这个礼物有物质的，也有精神的。如果获得礼物，曾经缺失的需要就会得到满足。表达送礼物的团体沙盘主题可以有很多，例如："送给自己童年的礼物""童年最自豪的事""童年最快乐的事""童年最温暖的事""童年的美好"……

这些主题的无意识工作，使参与者在沙盘情境中回到了童年时代，在沙盘团体带领者及小组成员营造的安全氛围中，不仅可以满足自己曾经缺失的需要，还可能超出自己的预期。一方面，自己的需要得到满足；另一方面，在一次又一次相互分享的过程中，看到别人与自己的不同，从而能够逐步分清彼此界限，做好自己的事情，减少投射；再一方面，也从这些主题中感受到生活的美好，内心充满阳光，从而看世界的角度与方法都会有所改变，修正原生家庭影响下的价值观与习惯。

2.学习问题

研究表明，排除精神类疾病的因素，影响学习的不是智力问题，智力的差别仅占1%的因素，重要的是非智力因素，诸如注意力（专注力）、学习兴趣、学习动机、学习信念、意志力等。而这些与一个人的无意识相关，无意识影响了情绪，情绪影响了注意力与意志等，导致学习成绩下降，学习兴趣降低，渐渐就产生了学习问题。

金洪源、赵娟所著的《学习困难生认知结构障碍的临床干预》一书认为：

学生一次学习的倦怠或考试失误影响了成绩，就被老师或家长批评（没有看到积极的因素），学生的心智不够成熟，所有的评价体系都来源于外部，因此伤害了自尊，同时也触及到无意识中的自卑情结，从而产生了消极情绪。而如果这个情绪没有被及时疏导，所带来的倦怠及消极行为，甚至是失误，往往又成为家长与老师甚至他自己紧张关注的点，情绪更易受到影响，学习的注意力没有那么集中，加上担心再考不好的焦虑，学习成绩可能并没有理想化的提高。再一次努力却没有提高之后，紧张与焦虑进一步来袭，学生对这个学科会产生畏惧及畏难心理，甚至丧失信心，对这个学科就充满了恐惧。放弃了对这个学科的努力，认为自己不行。一个学科的低成绩拉低了总分，学生就更加自卑，认为自己不行，进而整个人的学习兴趣与学习动力都受到极大的影响。

因此，解决学习问题的重点是让孩子重树自信、消除自卑、加强自尊，看到家人对自己的支持，并且让学生对未来充满希望。这样才能使自己的情绪稳定、注意力集中，并且克服学习上的困难，从而提高自己的学习兴趣及学习动力。

因此，子目标的主题可以有类似以下这些：

"你最骄傲的一件事"
"你被表扬后的快乐"
"你最能坚持的一件事"
"你做的最勇敢的一件事"
"一次小目标完成后的快乐"
"你的优点"
"三年（五年、十年）后你的成就"
"你温暖的家"
"家人做的最温暖的一件事"
"身边的榜样"
"感恩老师"
"感恩父母"
"感恩同学（朋友）"
......

以上子目标主题的活动，既可使孩子重塑自信，又可挖掘出勇敢、坚持、感恩、包容等与学习相关的优秀品质，并且也让孩子对自己的未来充满期待，这对学习能力的培养是非常有意义的。

3.积极心理品质的激发

积极心理学也一直是团体沙盘心理技术倡导和遵循的理论及方法。运用团体沙盘心理技术，我们把激发人的内在积极心理品质作为最重要的工作。人类

6大类24种积极心理品质随着人的成长被有侧重地激发与训练，比如小学生、中学生、大学生的积极心理品质的培养各有侧重。

4.压力管理

有压力是人们日常生活与工作中的常态，众多的研究早已证明，压力值保持在一定的范围内，可以成为人们发展的动力。但如果压力值超出人们可以承受的范围，就会造成一定的身心损害，甚至使精神失衡。最近几年的调查数据显示，65%左右的人都存在不同程度的压力感，这影响了学习、工作及家庭生活。而每一个人的压力来源不同，青少年有成长、学习、升学、交友等压力，青年人有就业、恋爱、人际关系、绩效、个人发展等压力，中年人有青年人类似的压力的同时，又有了结婚、生子、领导团队、身体健康、赡养老人等压力，老年人有保持健康、延续生命等压力，可以说人一生都在与压力斗争。因此，压力管理是各个年龄段都要做的工作。压力与认知有关，情绪是表征，行为也有千差万别。有大量的实践证实，应用团体沙盘心理技术可以释放不良情绪，改变认知，从而达到减轻压力的目的，且效果明显。

5.信念的调整与强化

信念决定态度，态度决定行为。一切教育与心理工作都离不开调整认知与信念。沙盘心理技术是深入无意识工作，其工作的最终目的也是为了整合一切不合理的信念（心灵碎片），修正认知，从而改变行为。教育就是为了调整与强化合理的信念，这既是国家的文化需要，也是组织的凝聚力需要，更是每一个人快乐生活的基本需要。如学校教育中的道德与法制课，特殊行业中的忠诚教育，党群组织中的不忘初心教育，企业中的企业文化教育等。

以党群建设为例。坚定理想信念，坚守共产党人精神追求，始终是共产党人安身立命的根本。加强党员干部理想信念教育，是思想建党的一项重大课题。教育本身具有科学性，它要求尊重事实，把握规律，实现教育内容、教育方法、教学设计、教学安排的科学性等。因此，理想信念教育也应当具有科学性，要在把握理想信念教育的客观性、规律性和现实性的基础上，实现理想信念教育理念的先进性、内容的针对性、方式的时效性、效果的长效性。

爱党信念团体沙盘主题教育可以参考如下主题：

"回望入党初心"
"优秀榜样在身边"
"我是党员我骄傲"
"群众效仿我先行"
"守住初心我行动"
"中国梦，我的梦"

百年党史学习教育可以参考如下主题：

"知党爱党"

"弘扬红船精神"

"上井冈山，走革命路"

"不畏艰难的长征路"

"创业延安"

"团结统一去抗战"

"图强自律西柏坡"

"抗美援朝担使命"

"学雷锋，做好自己，照亮别人"

"两弹一星"

"自力更生看大庆"

"载人航天显国力"

当然还有其他精神也可以当作党建团体沙盘的主题，如"改革开放精神""女排精神""北京奥运精神""抗震救灾精神""抗洪精神""焦裕禄精神""伟大抗疫精神""红色故事会"等主题。

如果就某一个主题进行信念深化教育，就更能够加强信念内化的作用。若以雷锋精神为主题，可针对雷锋精神教育进行系列的沙盘团体培训。通过沙盘团体分享，把内在的积极力量调动出来，达到学习雷锋、发扬雷锋精神的目的。雷锋精神的主题参考如下：

"我助人我快乐"

"我爱我的祖国"

"热情似火一样的人"

"做好事不留名"

"勤俭节约的一件事"

"奉献榜样在身边"

"做爱岗敬业的螺丝钉"

"刻苦学习勤钻研的榜样"

五、明确沙盘团体的基本设置及方案设计

在充分确定团体类型及团体总目标、子目标之后，沙盘团体带领者就要明确沙盘团体的基本设置。

沙盘团体的基本设置是为完成主题服务的，这其中要考虑的因素有很多，但最重要的是保证有一个自由且受保护的空间，这利于所有人体验与成长，并保证方案的有效实施。在明确下述问题的基础上再进行沙盘团体计划方案的编制。

多少人参加活动？多少人一组？共几组？

怎么样招募（组织）成员？是否实施甄选？是否需要测评？用什么心理测

量量表？

活动共进行多少次？多少次为一个发展阶段？

多长时间安排一次活动？每一次活动需要多少时间？

每一个沙盘的子目标（主题）及具体操作细则（如每一次的主题、操作步骤、操作要点及时间）是什么？

是否留家庭作业？

沙盘团体带领者及其助手需要符合什么样的要求和条件？如何分工？

场地及沙盘设备如何准备？

如何进行最后的评估？

沙盘团体会产生哪些费用？有无财务预算？

确定了沙盘团体目标和基本的操作设置，接下来就要进行详细的方案设计。方案设计得越完善，越利于有效地完成每一次的沙盘工作，达到预期目标。

因为沙盘团体带领者每次的状态、每一次成员的反应、活动后的效果均影响沙盘团体的发展，所以同样的设计实施在不同的沙盘团体中，可能会有不同的情况及结果出现。因此，沙盘团体带领者需要准备一些备用方案，并视沙盘团体发展的状况弹性地调整原来的计划，同时还要准备好每一项活动的大纲及需要的材料。

第三节　招募沙盘团体成员

在沙盘团体方案策划完成之后，带领者需要招募团体成员（单位组织的团体除外）。一般情况下，发展性、教育性、预防性的沙盘团体针对人格健全者展开活动，团体目标存在着一些共性与差异性，无论怎么样，都可以通过广告的形式进行招募。而对治疗性沙盘团体，除了公开发布信息外，还可以通过专业人员介绍，或进行心理测量，或沙盘团体带领者面试等方式进行招募。

一、招募团体成员的途径

（1）口头传播手段。这样的方式在学校、单位（机构）比较普遍，带领者进行口头宣讲，或是通过讲座及体验课，使成员自愿报名参加。

（2）各种宣传手段。沙盘团体带领者根据平时的咨询状况，或根据心理普查状况，选择有共同问题（同质性问题）的人，通过张贴海报、分发小册子，或是用大众传播媒介来进行宣传，建议他们报名参加。

（3）点对点招募。通过班主任、单位（机构）负责人和此类沙盘团体的人员，对符合条件的人进行招募。

 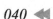

二、宣传材料的基本要素

无论是哪一种招募方式，宣传材料必须包括的内容有：沙盘团体的目标和目的；沙盘团体聚会的时间、地点、次数、期限及每次活动时长；参加沙盘团体所需要的费用和相关开支；沙盘团体带领者的姓名、联系方式、学历、所受的专业训练及资格；负责机构的名称和联系电话；地理位置、交通方式等其他信息。宣传词要简明、积极正向、恰如其分、实事求是，既要富有吸引力，又要切合参与者的需要。

招募宣传材料中，积极正向的用词很重要。一位小学生心理辅导员在一次例会上了解到，许多小学高年级班主任对管理不守纪律的孩子们感到非常棘手。她认为其原因一方面是家庭教育的规则意识不足，另一方面是孩子们需要更多的关爱。而沙盘团体恰恰可以帮助解决这些孩子们的问题，一旦这些孩子们感到被关心，他们的负能量就可能转化为正能量。因此她发起了一个针对这部分孩子的沙盘团体成长小组，她给这个小组取名为"最具成长与发展小组"，然后邀请班主任联合招募成员。

宣传内容契合参与者的需要也是非常重要的。除了对专业心理机构沙盘室进行宣传，还有必要写清楚沙盘心理技术的概念、作用、优势等。而针对其他一般群体的宣传，或是不太了解心理专业的人士，带领者可以针对心理问题的症状、影响，以及沙盘心理技术的作用等方面做一些宣传，让感兴趣的人更能看懂。

三、筛选与确定沙盘团体成员

我们经常会产生这样的问题：什么样的人不能参加沙盘团体？其实这个问题问得比较笼统。参与者选择沙盘团体时一定要看这个团体的性质以及这个团体性质对所招募成员的限制。比如，有人格问题、行为偏差或严重情绪困扰的人可以参加专门为他们组织的沙盘治疗团体，而不适合参加一般发展性团体。

1.筛选成员

筛选沙盘团体成员的方法有多种，最常见的是个别面谈法、心理测验法和书面报告法3种方法。

① 个别面谈法是沙盘团体带领者与申请者进行一对一的面谈，这样有助于评估申请者的适应性，有助于增进对彼此的了解，建立信任感，解决申请者因对沙盘团体未知而产生的担忧等心理问题。面谈的对象除了申请者外，也可以通过与申请者有直接关系的家长、同学、同事、老师等，进一步了解申请者的情况。

② 心理测验法是采用标准化的心理测量工具，针对申请者的某项心理特质进行测量，以选择合适的成员。此方法要根据沙盘团体不同的目标选择相应

的心理测验，如抑郁症沙盘团体需要选用抑郁症量表来测验报名成员的抑郁水平，从而选择符合一定标准的成员入组。

③ 书面报告法是沙盘团体带领者要求申请者采用书面形式回答一些问题作为筛选依据。常见的问题有：你为什么想参加这个沙盘团体？你对沙盘团体有什么期望？主要想了解申请者的主观意愿及心理准备情况，使其建立对沙盘团体带领者的基本信任，并对沙盘团体有适当的期望，以便其在沙盘团体工作中能够积极配合。

2.确定团体成员

经过不同方式的筛选，沙盘团体带领者就需要根据自己制定的筛选标准来确定哪些成员可以参加。确定沙盘团体成员需要考虑成员的性别、成员背景、成员的知识能力水平、成员日常行为表现、同质性程度等因素。还要了解成员的人格特质、心理健康状况、过往经历、参与动机等方面。基于团体动力咨询伦理和团体功能等因素，具备一些条件的成员可优先加入团体，如当过志愿者、成长动机强于他人、可以自在与他人相处、无明显身心疾病、参与动机和团体性质相符合、过去未曾参加过同类型的团体、具有一定的表达能力、其有明显的与其他成员有差异的特质（如团体中唯一的一位异性成员、唯一的一位已婚成员、唯一的学生等）。

另外，不适合参加成长性团体的5种人有：丧失对现实感知觉能力的精神病患者，严重程度的精神官能症患者，明显情绪不稳定的人，面对压力会出现严重身心症状的人，正处在危机状态的人。这些人群是治疗性团体的主要对象。

第四节 沙盘团体带领者的配备、分工及准备会议

一、沙盘团体带领者的配备及分工

一般情况下，一个团体最好有一男一女两名带领者。沙盘团体带领者对咨询理论的了解程度、个人的性格及人际沟通模式都会影响沙盘团体的发展走向与作用。因此，在沙盘团体准备阶段应该落实沙盘团体带领者的配备及分工工作。在撰写沙盘团体方案策划书的时候，已经明确了对沙盘团体带领者的基本要求，而这时要考虑具体的配备与分工。无论团体成员中的男女比例如何，要尽量保证沙盘团体带领者的性别平衡。在有条件的情况下，最好能聘请具有心理咨询理论基础、有团体经验且曾受过督导训练的专家担任督导员，以便随时为沙盘团体带领者提供专业性的指导。

二、沙盘团体活动前的准备会议

沙盘团体带领者在团体活动开始之前，通常需要开准备会议，通过与成员一对一会谈或者与整个团体一同会谈来说明以下事项：沙盘团体的性质和目的，沙盘团体活动的过程和方法，沙盘团体活动是否适合成员，带领者的实务经验和专业背景，团体成员必须了解的事项，团体活动的费用问题（免费或收费），团体活动记录方式（录音、录像或摄影）等。准备会议的形式可以多样，除了与成员进行面谈讲解外，还可以采用让成员阅读有关文件或观看影视资料等方式。

无论采取何种形式，在团体准备会议上，带领者都需要向成员强调保密原则，必要时签署保密协议。沙盘团体带领者可以建议参与者把目标放在个人成长上，做个积极的参与者，把团体当作实验室来寻找新的行为方式，给予和接受反馈，表达自己的真实感受，不要期望过高等。

第五节　保密协议、培训协议及场地布置

一、保密协议

保密隐私，这既是伦理要求，也是每一个沙盘团体成员的基本安全保障，是沙盘团体能够进行下去的一个非常重要的前提。沙盘团体带领者要起草保密协议，以便让所有成员在团体活动开始时就知道保密条款及保密例外，并让每一个人都签署保密协议。而且带领者要在沙盘团体初期的每一次活动中都强调这些条款。

二、培训协议

如果是受委托而组成的沙盘团体，就需要签署培训协议，这是双方利益及培训效果的保障。培训协议包括双方的责任、培训费用等事宜。

三、场地布置

沙盘团体工作的场地也是决定团体进程的一个重要因素。在实践中我们发现，团体是借助沙具、沙箱、沙子及椅子进行无意识水平工作的，所以在场地布置时要考虑这些因素。

沙具最好摆放在两侧，或摆放在除讲台外的其他三面并围成U型，特别是稍大、空旷的场地，更应该考虑此种摆放。具体摆放方式如图3-1和图3-2所示。

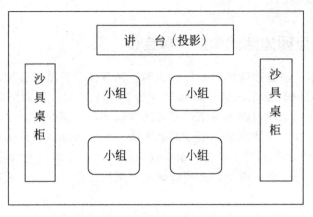

图3-1　沙具的摆放位置1

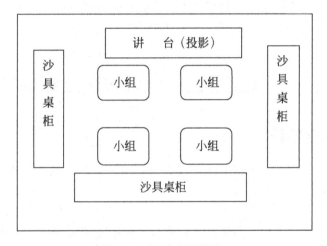

图3-2　沙具的摆放位置2

在准备阶段，沙盘团体带领者工作做得越细致，后续的团体咨询工作就能开展得越顺利，团体的效能才能得到更好的发挥。

第四章
沙盘团体的建立安全感阶段
及融合成长阶段

"我做了两次团体沙盘，但感觉好像没什么效果？"

"我今天做了一场团体沙盘，但他们好像讨论得不够深入？"

"我做了三次团体沙盘，接下来该如何往下进行？"

"我们怎么设置团体沙盘目标又应如何操作？"

"什么情况下我们的团体可以结束并解散呢？"

这些问题都是新手沙盘团体带领者的困惑，其实这是对沙盘团体进程了解不够清晰、实践能力不足所致的。

沙盘团体的开展是一个动态、复杂的变化过程。大多数沙盘团体都处在一种持续改变的状态中。而沙盘心理技术本身是一个无意识水平的工作模式，其每一个发展阶段的特征都比较明显且独特。本章来探讨沙盘团体的建立安全感阶段及融合成长阶段的具体事宜。

第一节　建立安全感阶段的特征及
带领者的职责

沙盘心理技术的特点是针对无意识，无意识的工作更需要建立一个自由且受保护的空间，让沙盘团体成员尽快地彼此融合与信任。因此，沙盘团体工作的初始阶段是团体成员建立安全感的阶段。沙盘团体带领者需要了解建立安全感阶段的任务，明确是哪些因素影响团体气氛的形成，从而巧妙地利用积极因素引导成员进入沙盘团体，为团体成员的改变与成长创造良好、适宜的团体环境。

一、建立安全感阶段的特征

在沙盘团体建立安全感阶段，不仅成员之间不认识，成员对带领者也不熟悉，对场地也不熟悉。这陌生的一切，带来的是客气、礼貌、试探、怀疑、小心、防御。由于团体尚未形成信任的气氛，团体会从几个方面呈现出一些特点。了解这些特点是为了带领者更好地带领团体，而不是成为判断团体成员的依据。此时沙盘团体带领者的任务是促使成员快速相识，初步营造一个良好且安全的氛围，订立好沙盘团体规范及保密原则并反复强调，以促进彼此信任与连接。

1.团体结构比较松散

成员刚进入沙盘团体，不了解团体要做什么、自己能够做什么、哪些行为是团体不允许的。成员在未知中会很紧张地笑，小声礼貌地讲话。开始时心里充满犹豫，做出的姿势也很笨拙。成员更关注自己是否被别人喜欢，自己是否给别人带来麻烦，被"自我"占据而无法关心沙盘团体。因此，带领者会看到有些成员进入团体场地之后会找个角落坐下，活动时动作拘谨，拿沙具摆放时也尽可能在自己面前的位置摆放，生怕占了别人的地方，椅子也不太敢往前靠，分享时如果发言多了还会说"不好意思，占用大家时间了""我也不知道说得对不对"等等。

2.人与人互动表面化

成员会有许多担心和疑虑，以致对沙盘团体或多或少存有戒心，表现出抗拒，互动趋于表面化。比如，有的成员的座位和身体明显与其他团体成员有距离；有的成员会表现出长久的沉默；有的成员会谈论社交话题或故意转移重要的主题；有的成员听到别人有不同意见，也没反应，表现出"大度"的样子。人与人互动表现出担心、小心翼翼、试探、排斥等。

3.多种情绪混杂

第一次参加这样的沙盘团体，对于"无意识"等词语可能是陌生的，更不用说理解了，但又不想暴露自己的无知。同时，团体成员对团体的规则和活动既陌生又新鲜，他们有许多不确定的焦虑和期待。一方面，成员对可能影响他们的沙盘团体充满希望；另一方面，成员也产生了害怕和未知的焦虑。这些情绪反应是普遍存在的，而不是个别人的反应。

4.好奇与谨慎

因沙盘心理技术的运用需要一个安全的氛围，因此，带领者在团体建设之初会用一些活动及沙盘操作来破冰，建立起相互信任的关系。在这个阶段，成员们怀着想参加活动的好奇，又在活动中谨慎地缩头缩脚，害怕自己做得不好，放不开。只有逐渐融入后才能使大部分成员放下拘谨。

二、建立安全感阶段带领者的职责

1.向成员清楚地说明沙盘团体目标

未知就会带来焦虑，这种焦虑自然就影响了沙盘团体整体的安全感，影响成员的互动与凝聚。在沙盘团体建立安全感阶段，带领者要向成员阐明沙盘团体的目标，并帮助成员确定、了解和建立有意义的个人目标。并说明要想达到这些目标，个人要尝试进行自我探索，了解别人，敞开自己，与别人建立连接，敢于面对自己与他人的各种情绪与矛盾冲突，放下所有的事情，用心参与到此时此刻的沙盘团体活动中，并把自己在团体中体验到的新领悟、新行为应用到沙盘团体活动之外的生活中。

在介绍沙盘团体目标时，带领者的态度会直接影响团体信任感的建立。如果带领者认为每一个团体成员都有积极向上的力量、有改变自己的决心、有积极参与的愿望，那他所发出的语言信息就是热忱的、积极向上的，团体成员的积极性就会被调动起来。而如果他认为团体成员是一批难以调动的人，是阴郁的、有情绪的人，是需要很长时间才能带动起来的人，那他所表达的语言信息就是不屑的、消极的，团体成员也能感受到他的无意识，团体就可能呈现沉闷、散漫、无聊的状态。

2.营造安全的氛围

在沙盘团体建立安全感阶段，带领者要视成员的某些行为与态度是这个阶段必然的反应，对成员的各种抗拒行为应持抱持的态度，做到真正的接纳和理解，以减轻成员的不安和猜疑。同时要使成员之间尽快认识，建立信任感。

（1）带领者要主动做自我介绍。团体带领者的开放程度决定了沙盘团体成员的开放性。人在开始学习新事物、新知识或进入一个新团体时，都是从模仿权威者、带领者开始的，因此作为榜样的团体带领者其表现就显得格外重要。在团体开场中，带领者自我介绍的方式会对团体气氛产生深远的影响，因此沙盘团体带领者在别人引荐介绍后，也应主动做自我介绍。一方面介绍自己的胜任力，另一方面通过介绍让成员看到自己领导团体的态度。因此自我介绍的内容应该是坦诚的、适度的、有亲和力的，在态度上应该是精力充沛的、热情的。

（2）制定并说明沙盘团体的规则与团体契约。建立沙盘团体规则是带领者在团体建立安全感阶段的任务之一。在团体的第一次聚会中，带领者要让沙盘团体参与者明确沙盘团体的基本规则，包括对出席情况的要求、进行沙盘活动时是否可以吸烟或吃东西、成员的权利和责任、保密问题和限制等。首先带领者自己要遵守这些规则，如有必要，有些规则还可以进行反复强调。当带领者对沙盘团体规范做出清楚、详细的规定之后，团体成员就会遵守并适应这些规范，承担自己的责任。具体的规则促进了团体的发展，也保障了成员的利益。

同时，带领者还要与成员订立沙盘团体契约。具体包括：

清楚地说明沙盘团体目的和团体目标；

清楚地说明个别成员的目标及其希望在沙盘团体中得到的收获；

清楚地说明沙盘团体的运作方式，以及成员是否有权决定放弃参与，但在放弃之前最好把放弃的原因与小组讨论，也许会解决这些问题；

清楚地说明沙盘团体聚会的时间、地点和次数；

说明有关咨询伦理、守则、奖励和惩罚的细则；

要求成员对沙盘团体有投入感，包括准时到会、不无故缺席等，以保证小组活动的整体进程；

说明保密条款及保密例外，如遇特殊情况需将沙盘团体资料向上呈报，要指出原因及所涉及的范围；

清楚地说明沙盘团体与机构（如学校、社会服务机构等）的关系，明确沙盘团体成员需要配合的范围等。

（3）组织结构式团体活动。为了吸引团体成员积极投入和参与，促进成员互动与成长，强化和聚焦主题，沙盘团体带领者应设计一些结构式的活动。如热身活动、分组活动、沙盘主题活动、团体建设等来促进成员之间相互熟悉，并且让每一个人的目标从笼统模糊到明确清晰，初步建立团队。在一系列活动中，使成员相互熟悉，为接下来开展无意识工作初步营造一个安全的环境，并且使成员在目标明确后从关注外部转向关注内心，激发成员内在的能量，使其更加努力、持续地参与到沙盘团体活动中。

热身，在需要安全氛围的沙盘团体工作中，显得尤为重要。热身是让团体成员破冰、快速熟悉、融入其中最好的方式。当带领者认为团体成员进入状态很慢、不好调动时，带领者首先要自我反思，回忆自己是否自信、开放地进入活动状态。因此，在进行热身活动时，沙盘团体带领者的示范为成员之间的相识、相知起到了关键性的作用，为接下来更加开放地进入沙盘团体产生重要的影响。

在沙盘团体的建立安全感阶段，有一个重要的沙盘团体活动"我是谁"。在这个沙盘活动中，带领者不仅让每一个人借助沙具的投射来进行自我介绍，理解沙盘心理技术运用意象的工作方式，同时也利用这个机会让每一个人体验到其他人与自己的投射的不同。从而理解"世界是心理的反映"这个观点，投射的行为可能就此开始减少。这就促进与强化了"四不二重"工作原则，并且进一步强调沙盘团体的操作规范。

（4）鼓励成员表达自己的感受。在沙盘团体发展之初，许多成员不知道其他成员是什么人，会给自己带来什么样的影响，是造成伤害还是提供帮助，会感到好奇、不知所措、犹豫、拘束、焦虑、担心、多疑。所以，有一些团体成员经常会以观察者的身份被动地等待沙盘团体活动。如果等待的成员较多，就会影响沙盘团体的发展。因此，我们在活动之初，一再强调"自己的感受最重要"，不需要别人来分析和评判。我们一直强调"只有自己是自己心灵问题的专家"，在团体内鼓励成员表达自己的感受非常重要，这样才能增加团体的凝聚力，使团体成员在无意识水平的工作中富有成效。具体做法如下。

首先，带领者要告诉成员在分享时放下评判心，反复强调"四不二重"原则。在开始介绍团体沙盘心理技术时，强调无意识是靠感受来认识的，无意识的内容可能是人类共有的，也可能是自己曾经经历过的感受，没有对错之分。一个沙具，10个人就有10种投射，100个人就有100种不同的投射，1000人就有1000种不同的投射。每一个人的投射就是他自己的标准答案，不要用自己的投射来判断、分析别人呈现的内容。从而告诉每一个成员放下评判心，并忽略来自别人的评价，别人的评价或许可以作为探索自己无意识的一个方向，但并不是唯一。鼓励成员多表达自己的感受，让无意识自由地呈现，这样就有机会让无意识与意识进行沟通与对话，有利于解决自己的问题。当成员意识到或感受到他们表达的消极或负面情绪都是可以被接受时，他们就会更努力地探索对自己有意义的事情，更容易表达出此时此刻的感受和看法。

其次，带领者要时刻意识到自己会被沙盘团体成员视为一个权威人物和行为榜样，所以带领者在带领沙盘团体时不仅是一个技术专家，也是一个榜样，要为团体确定步调、订立规范。带领者在活动中，要真诚表达自己的期望，在人际互动中表现出诚恳与热情，让成员体会并看到带领者对团体的投入和热忱，从而得到激励，尽快加入到团体中来。

最后，有些团体成员由于对沙盘团体充满了好奇和希望，特别是性格活泼的成员，会在开始阶段就积极地参与到团体活动之中。这时带领者可以发挥这些成员的积极力量，因势利导地创造一种信任的气氛，带动沙盘团体发展。也要鼓励这些成员来表达他自己真实的感受和期望，给其他成员一个示范和榜样，由此打破团体的僵局。带领者要鼓励和肯定这些成员的行为，以此在沙盘团体中逐步营造信任的气氛。

随着团体成员向别人更多地表露自己，沙盘团体会变得越来越有凝聚力，成员对团体的信任感越来越强，这也为所有成员提供了良好的安全氛围，进而在团体中尝试新的行为方式。沙盘团体带领者在初次活动中的带领步骤如表4-1所示。

表4-1　沙盘团体带领者在初次活动中的带领步骤

步骤	内容	具体做法	时间
1	带领者介绍自己的专业背景、工作目标，介绍并说明沙盘团体框架	带领者的自我介绍可以结合团体沙盘主题、团体工作目标、自己的专业背景等，介绍沙盘团体的整个框架让成员理解团体	5 ~ 15 分钟
2	组织热身活动并分组	通过组织一些结构式热身活动（从个人独立的活动到成员之间的互动）使成员破冰，再进行分组	5 ~ 15 分钟

（续表）

步骤	内容	具体做法	时间
3	通过"我是谁"主题沙盘进行成员自我介绍并彼此认识	通过"我是谁"的主题沙盘，除了了解到成员的姓名、年龄、职业信息外，还可以使成员增加兴趣以及对此次团体活动的期待，增进成员之间的熟悉度，比较深入地了解更多层面的信息；同时，也可以加入投射性感受，让成员体会成员间的界限，从而引出"四不二重"工作原则；要求成员运用观察、聆听和筛选等方法，鼓励成员参与分享	10～20分钟
4	进行团体建设，讨论和订立团体规范	进行团体建设，并请成员共同对团体的规范提出见解；对规范执行中可能出现的问题进行讨论，并在成员中形成共识，使成员能够自觉遵守	10～20分钟
5	进行团体展示，初步建立团体凝聚力	给团体一个展示凝聚力的机会，以促进每一个成员对自己小团体的贡献及热爱	10～20分钟
6	进行保密宣誓	请团体成员手拉手，一起宣读"带走自己的感受，留下别人的故事"的保密誓言	2分钟

注：此表题中的"初次活动"界定为至少连续6次的沙盘团体活动中的第一次团体活动。如果是2小时一次的沙盘团体活动，带领者做一些简单的热身与分组就可进行沙盘主题活动。

三、建立安全感阶段的操作及注意事项

1.热身

热身是为了更好地融入团体，这其中有活动形式、活动内容以及活动时间的选择等。

（1）活动选择的几点考虑。具体有以下内容。

第一，年龄。不同的年龄选择的热身活动不同，要选择适合这个年龄阶段的一些活动。

第二，职业。体制内的公职人员比较拘谨，而年轻人或自由职业者比较活泼，好调动。心理咨询师、大学生等也比较好调动。

第三，文化及信仰。带领者要尊重不同民族或有不同信仰的成员对活动形式及内容的态度。

（2）活动的渐进。热身活动有一个渐进的过程，开始时带领者可以带着团体做一些热身的活动，如四肢活动、广播体操、广场舞等，然后再进行成员间的手与手、背与背的接触活动。看着大部分人都投入到活动中后，再根据时间设计一些多人参加的活动，如"花儿朵朵开""大风吹"等破冰活动。这时，成员几乎都参与进来了，气氛活跃欢快，带领者就可以进行分组活动了。

2.分组

分组的方式有很多，如报数、抽签，或按年龄、地域进行分组等。团体沙盘心理技术希望一个小组中有不同类型的人员，这更利于扩大意识容器。一般按性别让成员们分别站在一起围起一个大圈，报数后，数字相同的人组成一组。这样每一个小组的男女比例大体一致。

3.沙盘相识与分享

对于刚刚进入沙盘情境中的每一个成员来说，一切都是充满好奇的，有的人甚至一进门时就对某种沙具情有独钟。所以在分组之后就可进行"我是谁"主题沙盘活动，请每一个成员通过沙具的呈现来回答姓名、年龄、职业、兴趣爱好、乳名、童年最高兴的事等。每一个成员在这些意识内容引领下激发了无意识的内容，如对自己的认可、自身需求、自己的童年往事、当下的心态等。在"我是谁"的主题沙盘活动中最重要的是带领者在分享前要求团体成员以过去的认知方式先默默地理解或猜想每一个成员的沙具表达，再要求每一个成员把自己的猜想送给沙具的主人，再由沙具的主人来分享自己想表达的内容。以此体验方式，一方面加强对无意识的理解，另一方面也初步理解"四不二重"原则，为接下来进入无意识的融合及探索打下一个坚实的基础。

有些沙盘团体成员都是同一单位的人，相互之间比较熟悉，同样可以用"我是谁"的主题沙盘，在内容上可以增加"你最感兴趣的事""童年最高兴的事""童年的美好回忆"等内容，以便让同事之间有更深入的了解。

当然，带领者也可以用一些其他主题让成员相识，如"美好的家园""我所在的学校""我生命中的美好"等。

4.团体建设与展示

团体建设与展示能进一步增强团体成员之间的安全感。"我是谁"的主题沙盘活动让团队成员很快相识，之后团体要选队长、取队名、认识每一个队员、讨论团队规则、画队标、喊口号、唱队歌、列队形。

以上内容在团体内部讨论后，沙盘团体带领者可以要求队长带领队员，根据他们的队名把沙盘里的沙具整合一下，使他们的沙盘更符合队名（主题）。展示时可以把每一个小队的沙画投到大屏幕上，让每一个人都能看到他们依据队名与口号整合后的画面。

也可以给每一个小队一张白纸，让队员把他们的以上内容画（写）到白纸上，展示时拿着小队的创作来分享即可。

5.建立安全感阶段的注意事项

（1）带领者要有包容心与耐心。在沙盘团体的建立安全感阶段，成员对团体的理解各不相同，会有各种问题，既有共性的问题，也有特性的问题。比如，"有的成员不愿意分享""有的成员不遵守规则，我们要不要指出来""我不知道要讲什么""我拿这些沙具没感觉""我拿的这些沙具我自己不知道代表什么""我参加这个沙盘团体会不会改变我的家人"等问题。这些都反映出团体成员的不同想法：有的只想当听众；有的总指挥别人，有的只想服从；有的总会觉得别人都不对，处处干涉别人；有的对自己期待过高；有的只想随便玩一玩。面对各种问题、疑问及态度，沙盘团体带领者要基于对团体沙盘的理解、对团体的理解、对每一个人的信任，对各种情境和问题采取包容的、开放式的处理方式，设身处地地替他们考虑。每一个新加入团体的人都会有诸多疑问及个人想要解决的问题，因此，当这些疑问提出来时，带领者可以在团体中讨论并给予适当的指导。

（2）适时地重复目标与规则。在沙盘团体的建立安全感阶段，成员可能会对团体的规则内容和目标不甚了解，带领者也要经常强调团体的宗旨以消除成员的误会。随着活动的深入，成员之间的关系也由表及里、由浅入深，成员逐渐变得愿意表达自己的情感，愿意放开自己，对团体的目标表示认同，团体凝聚力和信任感也慢慢形成。

在此阶段，带领者过多或过少地指导都不利于团体成员自主积极的发展。有的沙盘团体带领者认为讲过一遍就可以了，但有可能在讲规则时有的成员走神了；有的团体带领者总会觉得成员不能领会、成员不遵守规则，因此频繁地强调规则，并在过程中又加了太多的细则，这不仅显得带领者过分焦虑，而且也抑制成员的自主发挥。所以在沙盘团体初期，沙盘团体带领者既要对成员进行一般性的指导，也要避免成员陷入对带领者的依赖之中。随着团体凝聚力的增加，成员会表达自己、给予他人反馈、为他人提供支持和鼓励并感到安全。

（3）安全感的建立及维护要贯穿始终。建立安全感并不是几次活动就可以达到的，在融合成长阶段其实也包含着安全感的提升。因此，无论团体沙盘还是个体沙盘，沙盘团体带领者一定要有耐心地等待每一个人的成长。因为每一个成员经历不同，有的会很快信任别人，而有的安全感极差，需要带领者不断温暖他，他才能在爱的氛围中获得安全感。因此，如果有人问几次能建立安全感，带领者只能回答：即使其他变量不变，也是因人而异。

（4）带领者要有开放的态度。沙盘带领者一定有自己的性格特征，但这不影响开放的态度。而有一些沙盘团体带领者拘泥于自己内向的性格特征，不太敢放开自己带活动，担心自己动作笨拙被评价，结果就是整个场域没有打开。而无意识是会传递的，团体成员感受到拘束，也不敢太放开，导致每一个团体成员都拘谨。因此，沙盘团体带领者还需加强个人成长，放下对自己的评判，接纳自己的状态，开放的态度也一样会传递给所有成员。

第二节　融合成长阶段的特征及带领者的职责

在沙盘团体逐渐走向深入探索阶段之前，要经历融合成长阶段，此阶段是沙盘团体发展的关键时期。在这个时期沙盘团体又有了新的特征，同时也要求

 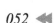

沙盘团体带领者做符合这个时期特征的工作。此阶段，因无意识在一次次沙盘工作中被扰动，团体成员就会产生想分享又害怕分享的焦虑，团体成员内心有冲突，也有不满的情绪，有时也有抗拒等。沙盘团体带领者的任务是鼓励每一位成员分享内心感受，在"四不二重"的原则下，鼓励成员给他人反馈，逐渐建立团体凝聚力，指导成员学会接纳自己和他人。这样沙盘团体就进入一个成长上升期。

一、融合成长阶段的特征

许多沙盘团体带领者实践发现，在沙盘团体的融合成长阶段大部分成员都愿意通过沙具的摆放和共同的沙盘画面去探索自己的无意识。每一个人的分享内容多了起来，相互之间的倾听更专注，也尽可能地表达了感受（情绪及身体感觉）。但也有成员会抗拒个人探索，表现出局促不安，不愿表达自己。即使有对话，对话内容也是很表面化的。因为随着沙盘团体工作的进行，每一个成员的无意识都会自然涌现。就类似我们平常情绪涌现时，我们无法控制它，一方面，自己可能都不太敢于面对那么多早已忘记的事件及其感受；另一方面，我们大部分人平时是不愿意坦露或暴露内心的真实感受的，特别是在陌生人面前。因此，成员会担心讲出自己的故事让别人笑话，担心自己流露出的这些紧张与焦虑让别人看不起，担心自己表达不好让别人不舒服，担心自己最终定下的"游戏"规则被拒绝、不被接纳，并且试探性地判断团体是否安全，是否被沙盘团体带领者接纳，等等。融合成长阶段除了探索更深入，还需要更加关照成员的如下几个特征。

1.焦虑和防卫心理不断增加

随着沙盘工作的深入，无意识就会被揭示得越来越多，有些成员会在分享后随口说出："唉，怎么说了这么多，不好意思啊。"有的成员还会问带领者自己分享的对不对。而有的成员多次借口出门上厕所；或看手机，心游离于团体之外；或谈论很少，更多是在观望；等等。其实这些表现可能是被无意识扰动了，因而压抑自己的感受。而随着对其他成员和带领者的信任，成员就能够逐渐做到公开谈论自己感受到的内容，从而当别人了解自己的真实目的时，自己的焦虑感逐渐减少。

团体带领者要接受团体成员可能会出现的这些情况，并及时关照到每一个人，维护团体的安全氛围。

2.产生消极的评价和判断

我们在认识世界的过程中，首先是识别事物的特征，进而判断事物的价值，并根据我们的判断来决定自己对待事物的态度与言行。这是我们习惯性的思维方式，评价和判断可以保证我们能够做出对自己最有利的选择。但是认知功能的启动占据了我们绝大部分的注意力，因而无法关注到其他层面，比如我们内在的感受、他人的感受、我们向内的探索行为等。忽视这些感受也就关闭了觉察意识之外的无意识的大门，注意力完全停留在意识领域，无法向内探索会使得我们受困于外在的现实问题。

而在沙盘工作的进程中，成员间在逐渐熟悉后，就容易把日常的习惯暴露出来，不顾他人感受，对他人的评价、判断会一下子脱口而出。被评价的人会因为习惯了或害怕破坏关系，而不敢反驳、默默忍受，这就使团体内的某些成员积攒了一些不良情绪。另外，在沙盘团体操作体验中设置了"轮值组长"，使成员间进行角色互换，而有一些平时想控制别人的人此时就产生争夺权力的想法，因此会用一些手段不断地干扰或试图更改轮值组长，回到了日常模式中。沙盘团体带领者可以适时适当地、尽可能地以保护的态度再一次提醒规则，保护轮值组长的权力，或把一切交给团体，由团体共同来处理类似的问题。

3.向带领者提出异议和挑战

在此过程中，某些成员面对自己无意识产生的无处安放的焦虑时，会采取他平时的习惯，想找一个客体来投射。因此，在沙盘团体中某成员有可能就把矛头指向沙盘团体带领者，认为带领者太过于理性、太严厉、太放松、不严谨，或者不断地邀请沙盘团体带领者解释接下来的沙盘规则等。这种质疑是让团体成员走向自主的第一个重要方式。带领者如果希望成员能走向自主，就必须允许成员对带领者提出异议，并能坦诚地处理这些异议。

4.表现出抗拒的态度

尽管每一个人可能意识到以前习惯的模式不好，但他已经比较熟悉，熟悉就是一种相对安全。而在沙盘无意识工作中，相较于其他工作方式的团体不同的是，成员在面对个人问题或痛苦体验时会产生不愿意做深入探索的行为。如在小组分享时，打岔说别的事情，或是看自己的手机微信，或是借故打电话、上厕所等。沙盘团体发展到这个阶段，成员出现抗拒是一种不可避免的正常现象。

处理抗拒的有效方法是把抗拒看成团体发展中的一个正常事情，抗拒是成员对自身参与冒险行为或新行为的一种自然反应，要看到他积极的一面。带领者要以开放的心态和包容的胸怀鼓励成员，并缓解他们所感受到的彷徨和焦虑。带领者如果不尊重成员的抗拒行为，就如同不尊重成员本身。在小团体中，带领者可以跟成员讨论他的状态，也可以多一些开放式提问让他们回到沙盘探索中。如果是大团体，可以走到他身边，目光多在他身上停留。当成员意识到他们的抗拒倾向并讲出他们的困惑时，团体就进入了一个形成建设性关系的新阶段。

二、融合成长阶段带领者的职责

沙盘团体带领者在融合成长阶段针对以上几点需要谨慎对待，并采取以下必要的措施，以促进团体快速磨合与成长。

1.尽力创造一种安全性和自由性相平衡的氛围

沙盘团体的安全感需要不断提升，团体成员才可能开放地接受来自沙盘团体带领者的直接面质（对质）。因此，在融合成长阶段，沙盘团体带领者应尽力创造一种安全性和自由性相平衡的氛围。

从沙盘工作开始至沙盘工作结束，"四不二重"不仅是带领者的工作方向与工作原则，同时带领者也要时时提醒每一个成员做到"四不二重"，并贯彻始终。这不仅给所有成员提供了支持与保护，同时也为所有成员营造了在自己的无意识海洋自由探索的氛围。沙盘团体带领者既要为所有成员提供支持与安全的氛围，又要给予他们挑战自己与他人的机会，还要协助所有团体成员建立自我表达的模式，坚决执行"四不二重"原则，并要求所有团体成员相互监督，鼓励成员认识自己的焦虑、矛盾和挣扎，并协助其表达出来。这些是团体带领者面对成员在沙盘团体中体验到的冲突、抗拒和焦虑时所必做的。

2.协助成员识别和处理冲突

在沙盘团体融合成长阶段的组内分享过程中，一个沙具或是一个场景都有可能引起某些成员不同的感受，有的成员认为这是"分歧"。由于每一个人的立场与观念不同，产生的感受也不同，因而相持不下。其实，之所以成员之间产生争夺控制权的冲突，是无意识想得到价值的认可。相信随着沙盘团体工作的深入，大部分成员理解、接纳自己的无意识内容越来越多后，意识容器越来越大，这种所谓的分歧会越来越少。沙盘团体带领者首先要认识到这些矛盾与冲突正是每一个人向内探索的好机会。通过操作设置让每一个人从不同的角度观看场景或沙具，同时让每一个人分享观看感受，从而增加相互理解与共情。如让大家站起来从不同角度体会沙盘场景，再询问感受；让每一个人讲一讲这个沙具或这个场景摆放的理由及这个沙具与自己有关的故事。增加理解之后，可能就有了解决问题的方向与办法，问题可能就消失了。

带领者应该清楚地认识此阶段成员的特征，使他们冷静、沉着地面对矛盾与冲突，小心谨慎地处理自己的行为和语言。因此，带领者要主动、真诚、积极地关心每一个成员，协助他们了解自我防御的行为方式，告诉成员识别和处理冲突情景的重要性，鼓励成员谈论与此时此刻、此情此景有关的事情，协助他们成为沙盘团体中独立自主的一份子。

沙盘团体带领者要认识到，矛盾与冲突是促进每一个成员寻找突破和成长的动力源，具有积极的价值。如果沙盘团体带领者认为矛盾与冲突是一种不良的关系，这只能说明带领者的个人成长不够，就可能忽略或回避这些矛盾与冲突，进而使团体的矛盾与冲突更加恶化，并破坏成员之间真诚交流的机会。当带领者足够包容时，处理这些冲突与矛盾的态度和方法就不同。只有当矛盾与冲突被充分认识并且成员能够维持他们自身整体时，各方之间的信任基础才会建立。所以在这个阶段矛盾与冲突是不可避免的，但通过看到这些矛盾与冲突，开始讨论并解决矛盾与冲突，就可以增强成员间的相互信任，并使成员学会理解与尊重。

3.进一步接纳、包容、尊重每一位成员

在融合成长阶段，带领者除了要反复强调在建立安全感阶段就一再重申的"四不二重"的工作原则，还要在每一次沙盘工作中要求每一个成员能"带着关爱与陪伴，营造物理与心灵的安全空间，进行开放式提问并耐心倾听，默默欣赏并耐心等待，观照内心感受，与参与者共同成长"。反复强调的意义在于避免成员给自己或给他人贴上标签，影响彼此沟通与建立更亲密的关系。而带领者要了解此阶段的特征，以便遵循工作原则，理解并接纳所有成员的特点。

另外，沙盘团体带领者要能够敏锐地觉察成员的抗拒和防卫行为。当成员争论或求助时，带领者要勇敢面对，引导成员及时讨论和处理团体中出现的问题，鼓励成员面对自己的防御性行为，并将其转化为建设性行为。如果沙盘团体带领者敏锐地觉察到了矛盾与冲突，但成员当时没有求助，可以在沙盘团体结束时，教导和鼓励成员通过感受来处理团体中存在的矛盾与冲突，协助他们认识妥善处理矛盾与冲突的重要性。

4.陪伴并跟随每一个成员的成长脚步

沙盘心理技术是通过无意识意识化的过程来促进自我认识、自我成长的，这其中有三个方面的工作需要沙盘团体带领者在此阶段做。

第一，沙盘团体带领者要有一种榜样的力量，敢于把自我探索、自我觉察、自我认识、自我接纳、自我成长的事例适度地讲给成员，为团体成员提供学习榜样及潜移默化的影响力量。

第二，沙盘团体带领者是一个容器，可以承载所有成员在此过程中所呈现的、所发生的一切，对其给予理解和接纳，使成员不受指责和批评，并在了解和支持的氛围中学习如何接纳自己和肯定自己。

第三，沙盘团体带领者也是非常好的陪伴者，成员的成长与发展的脚步不同，带领者会静静地陪伴，不催促，不拔苗助长，跟随着每一个成员的脚步稳步前行。当一个团体里的成员能够做到既接纳自我又接纳他人时，团体的氛围就能够由冲突转换成凝聚，团体就能向前发展。

三、融合成长阶段的操作及注意事项

进入融合成长阶段，沙盘团体带领者的工作重心就进入带领成员学会感受无意识并探索无意识阶段。

1.沙盘团体的主题引入

团体沙盘心理技术的实施基本上以结构化的方式进行，所以一般情况下是由主题引入沙盘团体活动的。按照结构的方向完成课程目标，引入主题非常重要，以下介绍两种主题。

（1）一般性指导主题。如"和谐的家""幸福的童年""团结的团队"等，这样的主题比较容易理解，也比较好带入，带领者说明主题及主题下的设置后，一切都交给沙盘团体就可以了。

（2）积极心理品质主题或是比较概括的主题。这些主题可能就需要带领者通过一些方式来引入，如"感恩""信任""童年最值得骄傲的一件事"等。可以有以下几种方式。

第一，带领者通过讲自己的故事引入。自己经历过的、与主题相一致的事件真实可信、情感饱满，带领者声情并茂地讲述再一次感动自己的同时一定也会感染所有成员。美国成功学大师拿破仑·希尔说过，听众最愿意听演讲者本人的故事。当然这个故事应该是富有情感的、真实的、与主题紧扣的，这样才能够更好地调动成员跟随主题完成沙盘团体活动，向着活动目标进行。

第二，摸沙引入。带领者也可以通过摸沙的方式，让成员们静心于手与沙的接触中，通过触觉的加入，再配合恰当的音乐，调动无意识想象，更容易带入主题。

第三，歌曲带入。歌曲因为有歌词，会比纯音乐有更强烈的方向性引导，如果歌曲的词意与主题接近，不失为一个好的主题引入方式。歌词在曲调的配合下更能深入人心。

第四，舞蹈带入。所有的感受一定会留存在身体的记忆中，但不一定会留在意识中。带领者借助与主题相近的音乐或歌曲，用舞动的方式带动无意识的呈现，不仅能帮助释放情绪，同时能够调动出更多的无意识内容。

当然，也可以将以上几种方式组合应用，整合性效果更佳。

2.清晰地说明操作设置

参与者如果是初次参加沙盘团体活动，对操作设置会不太理解。一方面，他们到了一个新环境中，一切都是陌生的，这就影响了他的注意力及理解力；另一方面，有可能团体成员或是某一个沙具、某一场景触动了他的无意识，他还没完全从自己的状态中走出来，或是完全不在听你讲规则的状态中，因而可能对操作规则似懂非懂。这就需要沙盘团体带领者站在参与者的角度把规则讲得再细致、再明白一些，仔细地说明操作规则与操作设置。如果发现有成员对规则有不清楚的地方，首先反思自己有没有完全讲明白，再仔细讲一遍或几遍即可。

3.强调轮值组长与组员间的关系

在沙盘工作中，经常有小组成员为一个沙具的位置发生争执，甚至反目。当强调轮值组长说了算时，有的小组成员就产生这样的疑问："他跟我一样是小组成员，凭什么他说了算。"所以带领者首先自己要理解设置轮值组长的目的及意义，同时也要反复给全体成员说明在团体沙盘训练中设置轮值组长的作用。设置轮值组长的目的有以下几个。

第一，模拟了一对一工作中的来访者与沙盘师的关系。轮值组长模拟来访者，其他成员扮演沙盘师的角色。轮值组长有权力设置沙盘规则（开始时这个权力由带领者赋予轮值组长），这就像是在一对一工作中来访者能自由表达，但因在团体下他的自由有了一定的限制。比如，他只能设定主题及主题下的操作规则等，团体活动之初他也没有权力动别人的沙具（如果是一对一沙盘，他可以随意动自己的沙具），在团体活动后期他有权提出修改意见，与沙具的主人商量是否修改。由此，让他体会到在此次操作中他有比别人更多自由畅快表达以及满足愿望的机会。因每一个小组成员的成长是逐步的，所以给轮值组长自由的权力也是逐步的。

第二，其他成员在操作体验中总体上扮演的是沙盘师的角色，既是为了满足轮值组长的愿望，同时也是为了促进自己的成长。在具体的操作过程中，每一个小组成员也有表达自己的无意识和感受自己的无意识的机会，他在表达的那个时刻就成为临时的来访者。但最终还是以满足轮值组长为最高原则，除轮值组长之外的小组其他人要遵循沙盘师的准则陪伴他、支持他。

第三，"轮值"的意思是小组成员轮流当组长。每一次操作都有一个轮值组长，这样每个人机会均等，都会感受到作为来访者的美妙之处。

第四，其他小组组员在支持轮值组长的过程中，有自己不能达成愿望的"难受"，这正是其他小组组员没有解决的成长（情结）问题，需要其他小组成员不断反思、感受与成长。

4. 把控好分享过程

团体沙盘心理技术注重组内分享与组间分享，这也是促进治愈的一个重要环节，带领者要留出足够的时间让成员分享。如果仅仅使分享流于形式，就会使沙盘团体活动收效甚微。

当带领者巡视发现有的组内分享偏离主题时，带领者要进行适当干预。一种可能的情况是，分享的内容与主题完全无关，小组成员分成几组谈论柴米油盐，或谈孩子学习，或谈美容买衣。看到这种情况，带领者要及时制止，并耐心地引导他们回到正确分享上。特别是当他们不知道有什么感受时，带领者可以以他们小组中的画面或一个沙具来分享带领者自己的感受，示范性地教会他们进行深入分享。还有一种可能的情况是，分享的内容似乎与主题无关，但好像发言者比较动情，这时带领者要耐心地倾听。带领者要理解的是，无意识的迸发并非是直线关系，看似分享的内容与主题无关，但其实可能就是有关的内容。这时候需要带领者谨慎甄别，耐心聆听，在发言者停顿处提醒分享时间。

5. 呵护"防御者"

防御，是我们适应社会的一个重要的心理能力，防御机制人人都有，但人与人的反映是有差别的，这与他的个性及成长环境有极大的关系。带领者了解这点后，对那些在沙盘团体分享中"严防死守"的人，更要看到他童年缺失安全感的经历。因此，在融合成长阶段，带领者更需要加倍呵护和耐心对待他们，用更尊重、更温暖、更关心、更耐心的态度对待他们、陪伴他们，使他们慢慢体会到团体内安全的氛围，留出时间等待他们慢慢融入团体中。

6. 发挥小组凝聚力处理冲突

在融合成长阶段成员对自己的沙具、沙画的无意识理解并不深刻，害怕被别人影响但又想影响别人，人与人之间的边界感模糊。所以，在沙盘团体活动中经常因为沙具数量、沙具摆放、分享时间、他人的评价和分析、不守规则等原因产生小冲突。大部分情况下，个别成员会把问题提交给带领者，带领者可以把这个问题再交回这个小组，再让小组成员共同讨论他们所遇到的问题。相信团体，相信团体中的每一个人的智慧，他们一定会找到解决这个问题的方法。如果小组最后没有解决的方案，带领者再以沙盘团体的核心理念及操作规则与成员共同讨论他们冲突的问题。

7. 引导提问者自己解决问题

在融合成长阶段，成员对于无意识的工作会有很多疑惑。比如"我这个沙具代表什么？我怎么知道这是我的无意识？知道无意识又会如何？操作几次沙盘有效？"

根据无意识理论，提问者在提出这个问题之前一定对这个问题有过考虑，或在自己的头脑中闪现过一次或数次自己不确定的答案。别人给的任何一个回答可能都不是他要的标准答案。所以，带领者就要坚持"谁提问，谁就是问题的专家（你是你心灵问题的专家）"这样的态度，以请教的方式请他回答自己提出的问题，而且带领者要进行开放式的回应。如"这个沙具是你自己拿来的，你想表达什么？这几个沙具给你带来什么样的感受，有哪些画面出现在大脑中？通过这几天的学习，你是怎样理解无意识的？你已经体验过一次（或几次）了，你认为沙盘对你的成长是否有作用？"等等。

8. 以包容之心让成员感受到安全

融合成长阶段有其阶段特征，是每一个成员建立安全感最关键的时期，需要带领者更加包容地对待每一个成员。对他们不守规则的行为做出普遍的提醒，而不是点对点的批评；对不能融入小团体内分享或分享不在状态的成员，耐心等待，使他相信沙盘、相信团体、相信每一个人。如果有成员带有攻击性语言，带领者首先做内部的反思，如果不是因为自己伤害了他，那可能是对方因带领者的某种投射而不满。然而，包容不是容忍，而是带领者人格成长后的接纳，知道在融合成长阶段一切的发生都是必然。在这个阶段，带领者的关爱、支持、陪伴、等待支持着每一个成员走向深入探索阶段，使其获得更多的成长。

9. 时时刻刻与每一个人共情

共情，是心理咨询的基本工作。在沙盘团体中，带领者始终保持中立的态度，与每一个人感同身受。具体做法是：成员说到动情处时跟着感动，但仍以带领者的身份主持；以成员能理解的方式讲解理论；当某一个成员有情绪反应时给予他一个关注的眼神；以请教的态度回答问题；巡视时眼神可以给到某一个需要关注的成员；成员情绪强烈时可用手轻抚需要安慰的成员。

带领者在融合成长阶段的重要职责是：关照到每一个人，需要你时，你就靠近；不需要你时，你也在场。

第五章

深入探索及分离结束阶段的
特征及带领者的职责

　　沙盘团体进行到深入探索阶段，可以说团体中的每一个人都有了自我觉察能力及自我感悟能力，并且团体有很强的凝聚力，沟通顺畅，形成了充满信任、理解、真诚的团体氛围。这个阶段是团体成员认识到自己对生活负有责任的时期，他们必须决定自己想在团体中探讨什么样的问题，他们需要了解如何成为团体中不可或缺的一份子，同时又保持自己的独特性。沙盘团体带领者会通过强调沙盘设置及使用鼓励、示范、对质、解释等技巧，鼓励成员探索个人的态度、感受、价值和行为，深化成员对自我的认识，促进自我成长的同时协助成员解决问题，学习和实践新行为。

第一节　深入探索阶段的特征及带领者的职责

　　沙盘团体深入探索阶段也称为团体凝聚力阶段，是工作过程最长的阶段，此时沙盘团体内的有效沟通已成为一种常态，团体发展稳定。这个阶段与以往相比有了不同的特征并对带领者有了新的要求。

一、深入探索阶段的特征

　　在深入探索阶段，随着无意识被揭示，团体成员看见了彼此真实的自我，了解每一个人都会遇到或多或少的问题，或有类似的心情。因此，此阶段沙盘团体的特征是有亲密感，彼此接纳，团体有凝聚力、有治愈功能，成员能自主和主动地活动，成员间能充分互动。

1.团体凝聚力的增强

　　深入探索阶段的团体凝聚力增强。团体凝聚力包括团体成员间的吸引程度、相互包容和团结，以及成员的归属感。虽然团体凝聚力在团体的建立安全感阶段就开始形成了，但直到深入探索阶段，团体凝聚力才达到成熟期。这时候带领者会发现小组成员开始建立微信群，在分享过程中如果遇到情绪波动时，同性别的成员有可能给予肢体上的温暖与抚慰，组内分享的时间更长，等等。凝聚力是团体过程中的一个关键因素，如果团体成员间已经建立起信任关系，成员的矛盾、冲突和负面情绪也就容易得到解决，这时团体就会成为一个有凝聚力的团体。

在此阶段团体成员真诚地表露、揭示自己深藏于内心的重要的个人问题，了解到别人也和自己有同样的问题，从而产生对他人的认同，由此整个团体便连接在一起。

由于凝聚力为团体提供了向前发展的动力，所以它是团体成功的前提。但是团体凝聚力不会自动产生，需要团体成员和带领者共同投入，按照步骤营造团体整体感才能产生。

2.成员能够表达此时此刻的真实感受

在沙盘团体深入探索阶段产生的信任、接纳和认同感使成员不再有担心和顾虑，他们可以说真话，把此时此刻的真实感受表达出来，可以对团体当下的情况和气氛不加掩饰地做出反应。这些对成员而言，具有与以往不同的意义，这是很大的超越和突破。

评估团体信任感和亲密感，是把此时此刻团体成员分享程度的高低作为主要因素。

3.成员更加乐观、勇敢、开放

从参加沙盘团体开始，团体成员就在一点一点地逐步表露自己，但在真正的信任感和安全感尚未建立起来之前，成员所表达的有一部分是较表层的面具自我，当团体到了深入探索阶段，成员的安全感建立到了一个更高的程度，愿意更深入地表达内在的无意识感受甚至是阴影，敢于冒险提出具有挑战性的问题，成员不但有机会更真实地认识自己，也使别人更了解自己。在关怀、包容和温暖的团体氛围中，成员有机会把内心的情绪表达出来；还会对自己的困惑和失败进行深入的分析和感悟，找到问题的症结，并对其重新进行认识和解释，从而增加对自身的客观了解以及对问题的正确认识。这一阶段的团体为成员提供了一个安全的场所，使成员在其他成员的接纳和认同的支持下，可以放心地发挥创意，改变、学习和尝试新的行为，并将学到的新行为应用到沙盘团体之外的实际生活中。

二、深入探索阶段带领者的职责

在深入探索阶段，沙盘团体带领者的职责是指导成员进行自我评估，帮助成员认识个人能力界限，使成员体会和建立责任感，帮助成员学会互相尊重、彼此接纳，运用团体资源解决问题，尝试新行为。这个阶段的团体带领者主要做以下工作。

1.激发成员进行深入的感受和思考，促进成员互动

在深入探索阶段，沙盘团体成员比以往更愿意表露较深层的自我，每个成员都表现出自己的独特性，而又彼此相互尊重。这种氛围不但能激励每一个成员继续勇敢地表达自我，也使成员能维持各自的独特性。在该阶段，带领者要通过结构化的设置，适时地鼓励成员进行更深入的感受与互动，强调彼此尊重和彼此关怀。保持这种和谐开放的团体气氛，会促使成员进行进一步的自我探索、自我认识、自我接纳、自我肯定、自我改善、自我评估、自我成长。使成员了解自己的问题行为以及行为形成的深层原因，以此作为自我超越、自我发展的重要基础。带领者会要求每一位团体成员在课后把沙盘活动中的感受及应用写下来发到大团体的交流群中，以进一步扩大意识容器，促进大家互相学习与成长。同时也布置课后作业，在促使成员学习的同时，让每一个成员更深入地感受无意识，提高意识水平，促进人格的发展。

2.在支持和对质中取得平衡

在深入探索阶段，由于团体的安全氛围已建立起来，每一个人都能卸下一部分防御和伪装，基本上都能坦诚地表达和互助，开始享受一种充满关爱、真诚和开放的真挚关系，逐渐对自己和别人有更大程度的接纳，在相互支持中看到彼此的不足与长处，从而相互关心、相互支持。这种新的支持系统，使成员愿意尝试用自己的方法来为他人提供帮助。在此阶段，当沙盘团体带领者和其他成员发现某成员的困惑或问题时，他们会从爱护和协助的立场出发，与该成员对质，使该成员正确客观地了解自己，对自己的问题有所反思，以便采取有效的行动改变自己。

当然，带领者及成员们也要慎用对质技术，过多的对质可能会影响成员之间的关系。最重要的原则是相信每一个成员都是自己心灵问题的专家。在保护、支持、关爱与对质中取得平衡。

3.引发团体成员讨论，一切交给团体

深入探索阶段的特征是成员愿意探索对个人有重要意义的内容，整个团体互动变得很真诚，而且充满希望和活力，团体也变得有方向、有效率。在这个阶段中，成员会主动关心别人、挑战自己，把自己愿意讨论的问题带到团体中。因此，在这一阶段，沙盘团体带领者一方面要自我开放，另一方面要采取一些有效的活动设置，设计一些团体成员熟悉的、感兴趣的主题引发成员讨论，使成员积极参与，并利用能产生治愈效果的因素（如让成员感受到价值、讲解问题的普遍原因、发挥团体凝聚力等），协助成员在感觉、态度、认识和行为上发生有益的改变，并将从团体中学习到的内容应用到日常生活当中。再一方面，当成员遇到问题时，如小组某一个人的问题好像没有解决、有人占的

时间过多、有人好像没有敞开心扉等，带领者要把这些问题交由团体一起来讨论解决。沙盘团体成员的回答是丰富的、多角度的、多元化的，只要沙盘团体带领者相信团体的力量，相信团体成员每一个人的力量，问题都会得到解决。

4.鼓励并支持成员把已学知识应用到日常生活中

深入探索阶段的成员在团体中可以具体感受到彼此之间的亲密和高度的共情，发展深厚的人际关系、人与人的真实接触以及一种难能可贵的"你—我"关系。此阶段的成员会变得很体谅人，很有共情感，对人包容、温暖、诚挚且真实。所以，沙盘团体带领者要鼓励成员分享自己的经验知识和技能，与其他成员互相交流，要鼓励成员尽力帮助其他成员并获取他人的帮助。带领者应该鼓励成员从团体中学习并受益，协助成员从团体经验中产生新的认知，协助成员分析、感受自己的无意识及行为，以便整合无意识内容，使原来不能适应现实的行为或不合理的信念被合适的行为及合理的信念取代。带领者可以协助并鼓励成员将新的认识转变为具体行动，在日常生活中应用和实践，并在团体聚会时，报告自己的改变。如有的成员把在团体中学习到的方法带到亲子、夫妻等关系中，尽管可能有不完善的地方，但带领者更应该看到这些应用的积极方面，及时给予鼓励和赞美，并使这种应用持续下去。

三、深入探索阶段的操作及注意事项

此阶段团体凝聚力增强了，彼此更加熟悉。作为团体带领者还应该做更细致的工作。

1.适时提醒"四不二重"的工作原则

此阶段成员因为彼此熟悉，相处过程中有可能又回到旧有的习惯上来，可能对其他成员有了判断与分析，甚至可能对别人的事直接给出意见与建议。这时，带领者一定要保持清醒的头脑，时时提醒每一位成员坚持"四不二重"的工作原则，并提醒成员这个工作原则不仅适用于团体沙盘工作中，也适用于日常生活中，可使它内化为自己的行为纲领。"四不二重"原则理解起来容易，但真正做起来不容易。一方面，要通过大量的沙盘心理体验，了解自己及其他人都有自己独立的人格及价值观，自己能做到的就是尊重与欣赏、理解与接纳、感受与学习。另一方面，时时反思自己的言行并提醒自己遵循"四不二重"原则，把学习到的理念应用到自己的实际生活中，并逐步内化为自己人格的一部分。

2.保持价值中立，守住母子一体的空间

随着团体深入探索，成员的无意识被揭示得越来越多，越来越深入。此时的带领者更要保持清醒的头脑，保持价值中立，坚守"四不二重"原则，守住沙盘这个母子一体的安全空间，不让别人来打扰的同时，带领者自己也应使这个空间更加自由、开放与包容。必要时，带领者需要申请督导或进行个人体验与成长，以便更有能力做好这一工作，因为沙盘团体带领者的能力决定了这个

团体能走多远。

3.运用积极想象并融合其他心理技术达到治愈的效果

在深入探索阶段，带领者可以用积极想象的方法带领成员针对无意识做深入的探索，也可以把自己擅长的心理技术，融合到沙盘工作中。比如，应用格式塔的"空椅子技术"让成员与他生命中重要的人对话；也可以用焦点解决短期疗法找例外情况；也可以在沙盘中摆出他的家谱图，找到他的成长轨迹；也可以应用静观（正念）的方法关注当下；等等。沙盘心理技术是一个包容性非常强的技术，为了达到治愈的效果，带领者可以适时地、灵活地把自己掌握的技术应用其中，以达到最佳效果。

但需要注意的是，带领者不能因为学习了一个新技术，就不考虑成员的利益与状态贸然地应用与实践。这不仅会弄巧成拙，损害了成员的利益，同时也会破坏刚刚建立起来的关系。

4.抱持团体发生的一切，引导成员讨论

在深入探索阶段，成员因更加熟悉而更深入分享的同时，也可能外扩了讨论内容。当看到讨论内容已经偏离主题，甚至有很强烈的争执时，带领者不要急于制止讨论，因为看似无关的内容也许就是成员由一个沙具而引发的无意识内容的延展。带领者一方面接纳、抱持团体内发生的一切；另一方面等待团体成员自己解决，也许团体中就会有人站出来，把讨论拉回到主题；再一方面，如果团体中并没有成员出面拉回主题，带领者可以适时地问一下"你们讨论到哪里了？"提醒成员回到主题讨论上来。这样既保证了成员聚焦问题，维护了大家的利益，同时也保证了完成的时间。

5.用开放式的提问引导提问者思考并回答问题

带领者在积极倾听问题之后其回答是非常重要的。倾听能力与回应能力是带领者的基本能力，倾听似乎容易做到，但如何回应就考验带领者的主人格是否稳定，考验带领者的专业能力，考验带领者对自身个人问题的处理能力。为此，要求带领者以提问开放式的问题为主，特别是团体成员提问后，带领者也要以开放式的问题回应。在还没有形成专业的规则之前，带领者尽可能在回应之前慢几秒钟，在自己的内心复核一下这样的回应是否是"开放"的。比如，成员问"这是救护车吗？"带领者回答"你认为它是什么呢？由它你会想起什么呢？"这就是开放式的回应。如果带领者回应"是，你说的对"。虽然回答了成员的问题，但是可能阻断了成员深入探索的可能。

带领者要知道，成员关注了某一个沙具，或是对某一个沙具产生兴趣，就一定触动到了他内心的无意识。此时他自己是不确定的或是不想被触动的，于是就可能提出一个问题。团体沙盘心理技术核心理念的第一条就是"自己是自己心灵问题的专家"，带领者要秉承并遵循这一点，用开放式的问题进行恰当的回应，带着成员进行深入的感受。而不能试图以专家的身份给出很多专业的

分析与解释，过多的分析与解释等于剥夺了成员感受自己无意识的机会，同时也可能使他失去了成长的机会。因为有时候分析与解释仅仅是为成员的问题贴上了一个"标签"，"标签"仅是一个"病症"而非"解药"。真正的"解药"还需要成员感受沙盘、沙具等呈现的无意识心灵碎片，通过不断地感受对自己的无意识心灵内容进行整合。

6. 小心、适时地介入讨论

在前两个阶段，带领者可能也有想参与分享的时候。一方面，成员的某一个话题或沙盘中的某一个场景引发了带领者的感受；另一方面，成员中的分享使带领者忍不住想分析与解释。这两点都是带领者要特别注意的地方，带领者要保持中立。如果是第一种情况，带领者被自己的无意识影响而忍不住想分享，那就真诚地分享自己的感受与故事就可以。

在深入探索阶段，如果只有一个组，带领者可以考虑进组参与讨论。在沙盘情境中，这是成员与带领者共同成长的大好时机。此时的团体更加凝聚，更能分清彼此的界限，对其他的人投射减少。带领者可以小心地、适时地介入讨论。"适时"是指带领者正确评估团体中每一个成员的成长与发展，即带领者的介入与分享不会影响其他人。"小心"是指在分享时只说自己真实的故事，而不是借用自己的故事影响其他人。

如果是多组（两组以上）一起进行沙盘工作时，带领者切不可只在一个组参与讨论，而使另一个组被冷落。被冷落的小组对带领者的期待就会增加，当期待得不到满足时就会产生负面的情绪。因此，多组一起工作时，带领者就负责在外部引导。

如果是在建立安全感及融合成长阶段（前两个阶段），带领者进组参与讨论有可能会带来一些影响：第一，可能会使小组中的成员对带领者有投射，他们会有紧张感或压迫感，更不敢表达；第二，可能使小组成员对带领者的分享有很强烈的期待，而如果带领者不能真诚分享会使小组也很难深入；第三，带领者的真诚分享有可能会让没有建立起信任关系的成员感觉带领者在用自身的故事引出他们更多的故事，或特指什么。

7. 利用角色扮演增加共情感受

我们在很多时候只沉浸在自己的感受中，而并不知道别人的感受，尽管听别人讲，也很难理解得透彻，这就是共情能力的难点所在。

在深入探索阶段，带领者可以利用角色扮演，使团体成员也能够换位体会别人的感受。如带领者让每一个小组成员用第一人称来复述别人的沙具故事；或是在组内进行角色分配之后以角色来呈现沙具、沙画，进行扮演；或是让冲突双方各自用沙具表达冲突内容并分享后，再让这两个人对调，模仿对方的语言并复述；等等。这些都使成员不同程度地感受到别人的感受，在更好地理解别人的同时，也更好地理解自己。

第二节　分离结束阶段的特征及带领者的职责

沙盘团体的分离结束阶段是沙盘团体的尾声，也是非常重要的阶段。弗洛伊德的晚期研究认为，焦虑和防御联系在一起。分离预示着丧失与哀悼，成员们会出现不同程度的焦虑与防御。在最后的分离结束阶段，带领者的职责与任务更重。带领者有许多工作要做，主要工作是协助成员整理学习成果，使其将学习成果迁移到现实世界以及处理未完成的工作。同时带领者还要解决团体成员的离愁别绪，评估团体咨询的效果。

有经验的沙盘团体带领者会充分而有效地利用各种形式把握最终的效果，给沙盘团体活动画上一个圆满的句号。

一、分离结束阶段的特征

沙盘团体的结束是一个动态的过程，并不完全指最后一次聚会，不同的团体有各自的特点，结束阶段也各不相同，这一阶段成员所表现出的特征也比较明显。团体的特征是成员们依依不舍，不愿意分别，担心缺少支持。沙盘团体带领者的任务是支持、肯定成员各自的成长，巩固改变的成果，处理离别的情绪，跟进沙盘团体结束后的成员情况。

1.出现离愁别绪和对未来的担忧、焦虑

由于分离在即，一些成员心中充满离愁别绪，同时想利用最后的机会表露自己的期望以及对分离之后的害怕。沙盘团体发展得越成功，成员依依不舍的情绪就越强烈，甚至会出现依赖、孤独、失落、伤心、恐惧、沮丧、忧虑的心理。除了对团体的不舍之外，成员也会有要独自面对未来的担忧和焦虑。在进入团体之前，许多成员对周围的世界都有适应不良的情况，当他们面临要回到原来的世界与原来的人接触时，就会有许多担心、焦虑和不安。此时沙盘团体带领者应该总结成员的学习成果，肯定他们勇于实践的能力，描绘成员未来生活中应用学习成果的愿景。

2.成员之间的连接变得松散

一般而言，在分离结束阶段团体目标已经达成，有些成员意识到沙盘团体活动就要结束了，无意识的分离焦虑使他们无法面对，因此有的人可能缺席，有的人可能顾左右而言他，团体会出现松散的局面。英国心理学家约翰·鲍尔比研究认为，个体与亲密的人建立起依恋的同时，也有愤恨情绪，这是害怕失去的焦虑，与童年的经历有关。沙盘团体带领者一方面要理解成员中的这种现象，另一方面可以直接与成员面质这种行为，让他对自己的行为有所反思，从

而又一次探索自己的无意识。这样的做法使"早退"的成员、顾左右而言他的成员能够再一次回到团体中来。

二、分离结束阶段带领者的职责

在沙盘团体分离结束阶段，带领者要帮助团体成员总结经验，整理从沙盘团体中所学到的内容，将学习到的内容运用到现实生活中。因此，在所有的沙盘团体带领技术中，没有什么比在分离结束阶段要使用的技术更重要了。实际上，团体成员能否掌握在团体内获得的经验，能否对团体留下美好的回忆，以及能否把在团体中学到的成果应用到日常生活中达到成长目标，这些在很大程度上取决于分离结束阶段团体带领者的实际工作。

1. 回顾和总结沙盘团体经验

在沙盘团体分离结束阶段，带领者的回顾和总结是沙盘团体活动过程的一个重要内容。如沙盘团体是否达到了预期目标，沙盘团体成员是否满意，今后组织沙盘团体活动可以做哪些改进，等等。同时也要对沙盘团体活动的整个过程进行全面的总结和评估。评估的方法可以是定量分析（问卷调查），也可以是带领者个人的主观报告，还可以听一听成员对沙盘团体的意见和感受。比如可以问成员这样的问题：沙盘团体活动带给你的收获是什么，沙盘团体活动的经验对你有哪些启发，参加沙盘团体活动是否对你有负面的影响，在你与其他人的关系方面对你有哪些帮助，你还有哪些困惑、期待、意见或建议，等等。这些回顾与总结不仅会提高带领者的沙盘团体带领能力，同时也可作为跟进沙盘团体成员后续学习效果的依据。

2. 积极评价成员的成长与变化并提出希望

在沙盘团体的分离结束阶段，带领者需要根据成员入组时的水平和目标，客观评估成员的成长和变化，并看到每一个人的积极方面。带领者客观地评价成员的变化，可以使成员看到自己的努力和收获，获得成就感和满足感，也能增强成员继续成长的决心和信心。带领者可以根据自己的观察结果或是主观感受进行评估，也可以采取客观的量表对成员进行评估或测评。在肯定和强调成员的成长和变化的同时，带领者也可以对成员提出希望，鼓励成员在离开团体后继续努力，获得更多的成长。

3. 协助成员进行个人评估

沙盘团体结束时，带领者需要协助成员认真总结整个过程中的个人成果。包括：在整个过程中个人参与的程度，是否真的有收获，有多大的收获，是否真的改变和成长了，等等。成员在分享时，带领者要鼓励他们将表达具体化。如当带领者听到"我在处理人际关系上取得了进步"这种比较概括的说法时，可以请成员具体化为"我在与别人沟通时、与别人讲话时会……"或"发生冲突时，我可以控制自己的情绪或行为"这样的叙述。带领者也可以借助评估表来协助成员总结，如表5-1所示。

表5-1 沙盘团体分离结束阶段个人评估表

序号	问题	请回答
1	沙盘团体经验对你个人生活有什么影响	
2	这个沙盘团体给你最深刻的印象是什么	
3	团体中有什么特别的地方使你对自己的生活、个人态度及人际关系更为了解	
4	你生活中的哪些改变是来自沙盘团体的经验	
5	当你在现实生活中践行从沙盘团体内所学到的技能时，你遇到了什么问题	
6	沙盘团体经验对你有哪些负面影响	
7	你参加这个沙盘团体是否对生活中周围的人造成影响	
8	如果你没有参加这个沙盘团体，你的生活与现在的生活会有什么区别	
9	请你用一两句话来说明这个沙盘团体对你的意义	
10	你对这个沙盘团体有哪些意见和建议	

通过表格中的问题，可以让成员理顺自己的感受，更了解自己的所学、所感、所想，更容易把学习到的内容逐步应用在自己的生活中。

4.鼓励成员表达自己的感受

在沙盘团体分离结束阶段，不仅成员有各种情绪，带领者也有。如带领者不断提到"分离""结束""希望再见"，不断地与某一个成员谈论更多话题，等等。此时，如果带领者不能控制好自己的情绪，就无法缓解成员的负面情绪。所以，带领者首先要客观地评估自己的工作，有好的地方，也有不足之处。同时也要积极做好情绪管理，以包容的态度接纳来自成员分享中的意见或建议。另外，沙盘团体带领者还要设计一些结构化的活动，来积极处理分离结束时的情绪，让成员在心理上有接受离别的准备。同时带领者要鼓励成员将担心、伤感和失落表达出来。带领者如果能够处理好成员离别时的各种感受，成员就会转而表达沙盘团体经验为自己带来的积极感受，肯定团体对个人的积极影响，并将在沙盘团体中学习到的内容付诸行动，延伸到日常生活中，在没有沙盘团体支持的情况下继续取得新的进步。

5.处理沙盘团体中未解决的问题

在沙盘团体活动过程中，带领者不要幻想一次团体经历就可以解决所有成员的问题。其实让成员留有未完成的问题，能促使他们继续思考，寻找解决途径。在最后时刻，带领者或者成员都可能有想做但来不及做的事情。沙盘团体带领者此时要做的工作更多的是提供相关的信息或者进行原则性的处理。有些成员有兴趣或有必要继续接受进一步的咨询或治疗服务，带领者应提供相关资源以供成员选择和使用。

人生是一个不断成长的过程，没有一个团体可以解决成员所有的成长困惑。沙盘团体经验会给成员积极的启示，如果成员在生活中遇到困难，可以继续从团体或其他途径获得帮助和支持。

6.帮助成员把学习成果应用于生活中

沙盘团体成员往往希望现实生活中的人也变得和团体中的成员一样能真诚相待、彼此接纳和互相尊重。带领者必须让成员了解"希望别人改变首先是自己先改变"的理念，可以通过自己的改变去影响他人，而不要期待别人先做出改变。因此，团体带领者要带领成员讨论他们对现实社会的担心，鼓励他们互相支持，坚定信心，增强社会适应能力。此外，带领者还应协助成员整理学习成果，并协助成员做好行动计划，鼓励其将从团体中学习到的成果和获得的改变，真正应用到现实生活中。

三、分离结束阶段的操作及注意事项

1.带领者要处理自己的分离焦虑

依恋理论认为，个体对分离的焦虑与恐惧最早源于婴儿期，这些感受早已刻在每一个人的无意识中，带领者也不例外。沙盘团体分离在即，作为带领者也不可能没有分离情绪。因此，带领者事先要审视自己的情绪，及时做好自我情绪调整。这样做的目的，一方面是避免因自己的分离焦虑无意识地在言行方面体现出来，而影响整个团体的情绪；另一方面要以稳定的主人格及时处理团体中某些成员的严重焦虑情绪及行为，使团体的每一个成员带着成长的快乐、未来的期望自然地离开。因此，沙盘团体带领者在分离结束前对自己做好评估的同时，也要理性地计划所有分离结束阶段的活动内容，并反复思考每一个活动的结果。这样才能守护住安全的场域，使团体自然地度过分离结束阶段。

对没办法控制自己情绪的带领者，可以事先找比自己更高一级的沙盘师来体验，在沙盘中了解自己的分离情绪，并使分离焦虑的情绪得到很好的宣泄及处理。

2.提前告知结束时间及活动内容

未知也是产生焦虑、恐惧的一个原因。在团体分离前，带领者要提前告知沙盘团体工作的最后时间及活动安排，并把这些活动安排大致的目的或作用尽可能详细地告诉团体成员，以便每一个人对整个分离过程有基本的了解。这样就会降低成员对未知事情的焦虑与恐惧，使团体能够很好地完成分离结束阶段的活动，最终完成沙盘团体的总目标。

3. 布置课后作业、答疑与督导

布置作业，是延续沙盘团体工作的一种方式，也是促进每一个团体成员在课后继续感悟成长、解决与处理新生活困惑的积极做法。因此，布置作业不是形式，而是沙盘团体工作的一部分，也是沙盘团体处理分离情绪的一个过程。课后作业要求完成至少6次的沙盘团体体验，可以是自发的，也可以有带领者。一方面提供了成员再次相见的机会，另一方面给了他们充分锻炼的机会。另外，课后作业是实践及体验，在实践过程中一定会遇到许多问题，所以答疑和督导也要及时跟上。这也是团体成员再聚集、分享实际应用中的疑惑及应用成果的最好时机。这些内容与活动都对处理分离焦虑情绪起到了积极的作用。

4. 分离结束阶段的沙盘操作

个体咨询的结束会让来访者知道结束的时间，并知晓最后还会有几次咨询。而沙盘团体的分离结束阶段也不是指最后一次活动，要看这个团体活动的总次数。团体活动次数越多，每一个成员涉入越深，越需要多几次的分离处理。因此，在分离结束阶段的前期，可以在每一次沙盘团体工作结束分享时，鼓励每一个成员深入探索，并鼓励成员把团体中的感悟带入自己的生活实践中。

在最后一次的沙盘操作中，主题设置可以注重意识层面的讨论和现实生活层面的讨论，不一定非要再进入无意识的讨论状态中，否则有些成员可能会因探索还不够深入就要离开而难受。因此，结束时应参考"未来""梦想""我最棒""我的生活我做主"等主题。

5. 最后的宣誓与仪式

宣誓是在沙盘团体结束的最后时刻里非常重要的仪式。这不仅体现沙盘团体工作中的保密原则，同时也是最后提醒每一个成员在日常生活和人际中分清界限，对他人的事情仍然坚持"四不"原则，只去感受。感受是自己的，与别人无关。保守秘密，等于在尊重别人的同时也尊重自己。

最后的结束活动，既是一个仪式，也是一种治愈力量。带领者可以组织成员围成一个大圈，包括带领者在内每人用一句话（一个词）概括对这个沙盘团体的感悟（如果人数太多，要计算每人的分享时间及大部分人的分享时间）；也可以用大家都熟悉的歌曲来抒发离愁别绪；也可以在最后让成员之间以拥抱来结束这次团体活动。带领者也可以设计一些其他活动，重点在于在短时间内缓解分离情绪，使每一个成员在既恋恋不舍又相互支持的氛围中结束团体活动。

第六章
分析心理学视角下团体沙盘心理技术的治愈因素

"团体沙盘心理技术太神奇了！"

"它是怎么起作用的呢？"

"沙盘师真的不用分析或做点什么吗？"

"前几次的效果不错，怎么这两次就不好了呢？"

"什么样的沙盘画面表示沙盘结束了？"

这些问题不仅仅是团体沙盘应用者要解答的，也是我们要解答的问题。

团体沙盘心理技术的理论基础是荣格的分析心理学，为此，我们先从分析心理学的视角解读团体沙盘心理技术治愈因素的问题，这是我们团队以现在的认知水平分析出的成果，也期待今后有更多的学者做出更多的研究成果。

第一节　沙盘情境触及了心灵深处的无意识

卡尔夫在创立沙盘游戏时，把荣格分析心理学作为最重要的理论基础。分析心理学是荣格在弗洛伊德的无意识理论的基础上，结合字词联想测验和对患者的大量临床观察结果，广泛研究了各民族宗教神话，又深入探索了自己的无意识领域之后，提出来的一套颇具说服力的人类心灵深层人格结构理论。它包括三个层次：意识、个体无意识与集体无意识。集体无意识理论的提出是荣格对人类心理研究的突出贡献。荣格的分析心理学既是团体沙盘心理技术的理论依据，同时也是行动方法。团体沙盘心理技术触及到心灵深处的无意识，其结构化的操作是多方位、多角度、多层次地深入无意识进行工作，其治愈效果可见一斑。

一、意识与无意识多层次的沟通与对话

深度心理学的主要工作对象是无（潜）意识，其工作机制就是使无意识内容转化为意识，即无意识意识化的过程。团体沙盘心理技术在其设置与操作过程中，实现了多层次的意识与无意识的沟通过程，促进了无意识意识化，扩充了意识容器。

1.理解意识与无意识

意识、个体无意识、集体无意识构成了荣格的人格结构理论。在荣格看来，人格即心灵，它在人一出生就是一个整体。人在一生中所应该做的，是在这种固有的完整人格基础上，最大限度地发展它的多样性、连贯性、和谐性，小心谨慎地不让它破裂为彼此分散或相互冲突的系统。

意识，是人类光明的存在，是人类区别于动物的显著的质的特征。狭义的意识概念是指人们对外界和自身的觉察与关注程度，如注意到外界及其变化、自身身体的感觉、大脑中思考的内容、对过去的回忆等。意识化是一种心理现象，而个体的成长与发展就是自我意识的发展。在成长与发展过程中，大部分人想"求同"，常常压抑自己在日常生活中的活动和需求，隐藏着创伤和痛苦的经历，埋葬着感性思考等。而这样的状态常常使内心的意识与无意识分离，出现冲突与问题。

无意识深埋在意识之下，极其不稳定。无意识就像波涛汹涌的、浩瀚的大海，其内容宛若完整人格中的一个个彼此分离的"小人格"一样，使我们内心产生矛盾与冲突，干扰我们的言行，影响着意识。在深度心理治疗中，只要来访者意识到被遗忘的经历，疾病就会康复，这就是意识化过程。

个体无意识是我们曾经体验过（意识到）的，它有时会因种种缘故被压抑或忽视，如一段痛苦的回忆、一个无法解决的难题、一种内心的冲突、一次道德的争端等，往往以图像化的信息储存在右脑中。而这些心理内容聚集在一起，形成一簇簇心理丛，荣格称为"情结"。例如，孩子某次回想起爸妈没给自己买最喜欢的玩具的经历，就可能会归因于"自己不够好"；一次考试没考好被老师批评的经历，会进一步加深"自己不够好"的感受；主动去交友结果被拒绝，也会归因于"自己不够好"……生活中种种事件都可能让他逐渐形成了"自己不够好"的心理观念丛（其他事件也会引起其他的信念）。而这个"自己不够好"的信念会形成自卑情结，甚至会激活某种原型的阴影面，当这个自卑情结的力量越来越强大时，自卑情结就控制了这个人，使得他在日常生活中对人对事的态度与行为处处表现出自卑。而这些影响显而易见且会伴随一生，如他遇到一件事时，他内心就会有一个声音"我做不好怎么办"；或者做事遇到一点问题时，就会产生"我没办法做好"的想法，从而不再坚持，半途而废；或是在与别人交往时，内心有一个声音"我不够好"，就不敢去结识那

些自己喜欢的人；或当别人对他好时，他内心同样有一个声音说"我不够好"，就会制造一点事端来结束这段关系或疏远这段关系，以避免跟这个"好人"在一起时经常会因"我不够好"的自卑感而涌现出难过和羞愧的情绪。个体在成长过程中有太多类似的积累，因而个体无意识的能量也非常大。

荣格认为个体实践经验（个体无意识）源于人性中更为深邃的东西，是人的心理经由大脑继承了某些特征，更重要的是这些更深邃的东西是与往昔以及往昔的往昔相联结的，与有机界漫长的进化过程联结在一起的。这就是荣格所提出的集体无意识理论，也是他对心理学的突出贡献。

一个人在实现人格完善这一目标时，要使一切无意识（个体无意识和集体无意识）的东西成为意识的东西，这一过程被荣格称为扩大意识容器。荣格说，人的任务就是扩充意识。扩充意识不只是治愈疾病，而是一个人发展自己心灵的体现。弗洛伊德也提出，任何意识里的内容都有一个潜意识，而进入意识则是心理过程的高级阶段。所以意识化是一种心理的前行或发展，是个性化发展的关键因素，意识化是心理健康和进步的标志。

2.沙盘团体中多层次的无意识被揭示

个体无意识贴近意识，而让集体无意识这个深邃的东西也浮出水面，扩充到意识中，更是难上加难的事情。怎么样才能见到无意识，使之有机会扩充到意识中来呢？

卡尔夫发明的沙盘游戏为无意识的呈现及无意识的表达带来了便捷。带有蓝色底和边的"72cm×57cm×8cm"的沙箱是一片自由的空白区域，来访者在沙盘师提供的安全与自由的环境中，在沙盘中运用自己鲜活的创造力把心里的自我"世界"公布于世，同时改造着现在的世界。

情绪与感觉掩盖得越深，记忆和部分人格就离意识越远，我们就越不可能找到词语来表达它们。而沙盘就像是一个心灵花园，像一个展示来访者心灵生活的容器。沙盘是一个介于个体内心世界与外在生活世界的"中间地带"，来访者的内心世界和外在生活在这里得以逐步呈现和自我揭示。如同荣格在他的文章中所写，"通过赋予模糊内容（无意识）一个可见的形式来澄清它，这种方式常常是必要的。通常双手了解如何解决一个被思维缠绕而解不开的谜题"。

沙盘心理技术为无意识的展示提供了舞台，构建了意识和无意识合作的框架，意识与无意识的合作赋予个体心灵上的整合力量。

有学者说，沙盘是醒着的梦，梦是睡着的沙盘。那梦又是什么呢？梦是通往无意识的桥梁，梦是无意识的实现。在沙盘心理技术的实际工作中，来访者可以通过摆弄沙和摆放沙具，把自己心灵中的冲突、难题以及对未来的憧憬等无意识的内容呈现在沙盘中，形成自己的心灵画面。在这个无意识画面的创作过程中，来访者不自觉地就会感受并认识到自己的心灵内容，从而领悟到自己内心的解决方案及未来期待的心灵内容。在此，无意识获得了实现的可能，无意识有了意识化的可能。沙盘心理技术是一个梦境体验，它把来访者在现实中无法看到的情形带入意识，弥补了来访者觉察的盲点。在一次次的"游戏"表达中，来访者的意识与无意识相遇并可能层层深入，这个无意识意识化的过程，就促进了他的意识容器的扩大。

在团体沙盘心理技术工作中，团体成员通过角色扮演、组内分享、组间分享等过程来实现多层次的意识与无意识之间的沟通与对话，这是团体沙盘心理技术的优势与特长。通过将多层次上的无意识内容转化为意识，从而提高了自觉意识，使意识容器扩大。

二、通过原型意象触及心灵深处的回声及力量

荣格认为，集体无意识既非源自个人经验，也非个人后天习得，而是与生俱来的。它是更加深刻而有力的，是个体无意识滋生的土壤。因此，深度心理工作不仅是使个体无意识被揭示，更在于激发原型的积极力量，使人格更加和谐与完善。

1.集体无意识及其原型

集体无意识是在人类进化过程中，一些经验由于不断重复而被深深地刻在人们的心理结构中。集体无意识是一个储藏所，储藏着原始意象。荣格说，人的一生中有多少典型的情境就有多少种原型。如生活中的一些仪式、人类的本能反应等都是原型的反映，也就是原型意象。原型乃情结的核心，发挥着类似磁石的作用，它把与它相关的经验吸引到一起形成一个情结。

原型是本能的和原始的。荣格研究认为，人类有诸多原型，如出生原型、再生原型、死亡原型、力量原型、英雄原型、上帝原型、魔鬼原型、大地母亲原型、太阳原型、智慧老人原型、内在小孩原型、月亮原型、动物原型等。除此之外，自性、阿尼玛、阿尼姆斯、阴影、人格面具等原型对人格发展具有重要的作用。如图6-1所示。每个原型都同时具有积极面和消极面。原型的积极面具有建设性、创造性的力量，原型的消极面一般具有破坏性、毁坏性的力量，如母亲原型的积极面是包容的力量，母亲可以无条件地接纳孩子的一切，包括一切好的和一切不好的。但它也具有消极面，那就是吞噬的力量，一个母亲可能

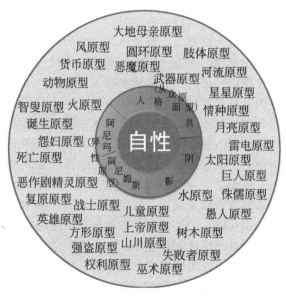

图6-1 原型的类型

第六章 分析心理学视角下团体沙盘心理技术的治愈因素

075

无法与自己的孩子分别，始终处在一体化的状态中，不能容许孩子独立发展。

仅以阴影原型为例，来说明原型的作用。荣格说，阴影是人格的活生生的一部分，因此希望以某种形式与之共生。阴影比其他任何原型容纳了更多的最基本的动物属性。它是人身上那些最好的和最坏的东西的发源地，而这些东西特别容易表现在同性别间的关系中。当人们第一次与自己心灵深处的阴影原型相遇时，是对内心之道的第一次考验——足以把多数人吓跑的一次考验，因为遭遇了属于自己的更加令人不悦之事。在日常生活中，只要我们可以将所有负面之物投射到环境之中，它们便可以被趋避。然而这种被投射出去的阴影，"迟早是要算总账的"。因此，整合阴影等原型也是个体无意识意识化的一个重要内容。整合无意识，一个人就可以与自己的天性保持更大的和谐。

原型只有形式而没有内容，原型呈现于梦里、幻想、想象、传说、神话、童话、故事、艺术等中以象征的形式被表现出来。象征是原型的外在表征，原型只有通过象征才能被有形地呈现出来。人类只有通过象征才能或多或少地触及原型、认识原型，进而理解个体无意识与集体无意识。原型意象是原型的象征性表现和图像化表达，如一件物品、一幅画、一场婚礼、一场庆典仪式、一次签字等。一件象征性的作品，通过表层我们能够观察到个人经历的影子，其根源只能在集体无意识领域中找到。它使人们听到人类原始意识、原始意象的遥远回声，在此过程中产生顿悟，产生美感。

2.沙盘情境中的原型意象

沙盘心理技术中的沙、沙具、水等物件都是极具象征意义的物品，当来访者在沙盘师的安全陪伴下，把这些材料进行意象的创建时，来访者就会把原型投射在某一个画面或是某一个沙具上形成原型意象，意象创建的过程就是无意识意识化的过程。在沙盘中，可能不起眼的一棵小草，来访者就会投射自己内心"野火烧不尽，春风吹又生"的原型积极力量，而消极的投射可能是弱小的、无助的、不堪一击的小草；一个村庄的画面既让来访者想起自己童年的个体无意识经历，也会带给他静谧、安全、温暖等原型中的积极力量；一个小天使的沙具可能被投射了祈福与保护的原型积极力量；等等。每一个人每一次的沙盘创作都不同，在一次又一次的感受表达中，来访者逐渐从对个体无意识的认识，深入感受到原型的回声与力量，把内心凌乱的无意识碎片进行整合，从而使意识的容器越来越大，也可以说这是认知的升华。

图6-2的沙盘画面是一位20岁左右的女性来访者创作的。在咨询时，她说话的声音越来越小，在说到"没有人喜欢我，我很笨，自己不想活着"的时候双肩抖动、泣不成声。沙盘师用情绪稳定技术使她安静后，开始向她介绍沙盘，她就一点点创作起来。在分享沙盘场景时，她说感觉到左上角的房子里有家人，家人饭后围坐在一起聊天，有着浓浓亲情；家人们（右下角）在休闲时也可以到不远处的公园游玩，通往公园的路是带铁轨的路，走起来比较费劲，而且路上还会遇到可怕的狗、蛇等动物；在公园里面还有一个月牙湖，湖边有

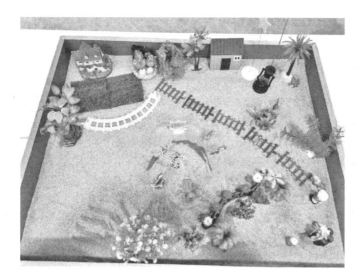

图6-2 来访者创作的沙盘画面（见彩图）

很多小朋友在嬉戏，湖里也有鱼。让她进一步感受时，她想起上小学时每天都会走一小段铁轨路，而且有时路上会有捣乱的男生把蛇等令她害怕的东西扔过来，很讨厌（这是她的个体无意识）。家与公园也让她想起父母和姐弟带给自己的温暖，他们不离不弃一直陪伴在自己左右。当让她再进一步感受时，她说这个画面很美，好像不真实，但又那么真实地存在。想想与家人在一起的时光，生活真的很美好，就像这个画面，真的很美；而这段铁轨就像人生之路，不可能那么平坦（集体无意识），她有走过坎坷的经历，她相信她还会经历。通过以上叙述，可以看到沙盘画面中既有她个人的经历，也有人类共同的经历。

卡尔夫认为，来访者在沙盘中使用水、沙具等形成的一些画面就蕴含着超越意识的象征符号（辽阔的大海、蜿蜒曲折的河流、村庄、树木、人物、环境等），这些图像化信息指向自然所赋予人类的永恒力量。当这种力量被人们认识或经历，人们就会体验到自己身而为人的尊严感。荣格提出，那些指向整体性的象征符号需要被治疗师正确地理解，因为那些象征符号正是能够缓解神经症性问题症状的最佳"药物"。它们把无意识中的心灵和姿态引向意识层面，从而带来释放和治愈的效果。它们也是集体无意识的再现，从古至今，它们使意识与无意识的连接成为可能。这种连接是无法通过理智、理性层面达成的，因为自身的本能会反抗，理智和道德也会阻拦，只能通过象征符号来进行整合。

3.美的原型与治愈力量

在日常生活中，我们常常赞叹鬼斧神工的大自然如此之美，随四季而变的和谐颜色、跌宕起伏的山川、蜿蜒曲折的河流等构成了一幅幅美丽的画面，使我们目不暇接。美，置身于我们的心灵之外，更置身于我们的心灵之中，是人类意识和无意识的一部分。人类置身于美感中，感受美、享受美，同时也学会发现美、创造美，这已经成为人类不可或缺的基本需要。

我们对美的共识有时是很难用语言来描述的。人都有不同程度的审美能力，有些是先天因素，取决于个人的感知能力；有些则是在社会实践中产生和发展起来的。不同时代、民族和地域的人，固然有不同的审美。人与人之间也会因文化修养、个性特征等的不同，而形成审美的差异。

这种美的共通性在哪里？马斯洛晚年在他的需要层次理论中又增加了审美需要，可见审美是人们的基本需求。美学研究者告诉我们，当你接触任何一件有价值的事物时，它必定具备一定的美的逻辑内容和形式。也就是说，人们对美与丑的感觉是有一种基本共识的，这种审美共识是大自然赋予的，人类又从长期的生产、生活实践中积累并加以总结。如高大的树、耸立的高楼、巍峨的山峦等，它们的结构轮廓都是高耸的垂直线，因而垂直线在视觉形式上给人以上升、高大、威严等感受；而水平线则使人联想到地平线、一望无际的草原、风平浪静的大海等，因而产生开阔、平静等感受。这些源于大自然及生活积累的共识，已成为人类共同的精神遗传，是荣格集体无意识所表述的原型意象。人类心中对美的感知、对美的欣赏、对美发现和创造已经成为一种能力，无论是不是美学家，都能发现世间独特的美，这个美既是人类美的一部分，也是自己心中美的一部分。

沙盘，作为一种表达性艺术治疗形式，是来访者一次又一次心灵美的发现和创造。来访者一次次把心灵碎片进行整合，不断满足自己的未曾满足的需要，或实现未完成的愿望，内外冲突越来越少，内外越来越和谐，从而达到心灵合一，自我更加有秩序。因此，沙盘画面会随着来访者的心灵成长，越来越趋向整合后的井然有序与和谐，具有了美感。这种具有美感的画面也许可以告诉沙盘师结束沙盘工作的时间。

（1）沙盘画面的形式美。点、线、面、体等是美的基本元素，一个沙盘由色彩、肌理（质感）、材质等构成一幅幅美的画面。形式美的表现有：沙盘画面的统一与变化；沙盘画面的对称与均衡；沙盘画面的节奏与韵律；沙盘画面的和谐比例。具体如图6-3～图6-5所示。

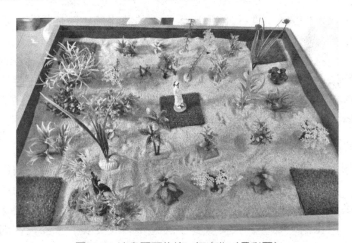

图6-3　沙盘画面的统一与变化（见彩图）

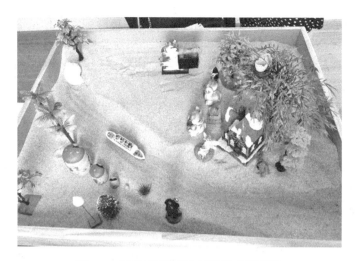

图6-4　沙盘画面的对称与均衡（见彩图）

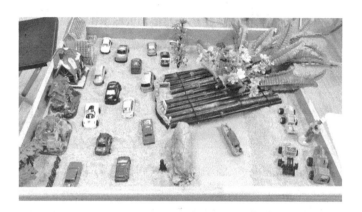

图6-5　沙盘画面的节奏与韵律（见彩图）

（2）沙盘画面的色彩美。大自然早就用色彩晕染了世界，四季、不同物体等都用色彩来表达自己的独特。人类从起源到发展都离不开色彩的影响，色彩通过视觉引起知觉、情感、记忆、思想、意志、象征等的反应与变化，而这些反应及变化是极为复杂的。现代心身科学研究认为，不同的颜色具有不同频率的光波，具有不同的能量。依据光波长短，我们看到颜色的顺序为：红色、黄色、绿色、蓝色、紫色。颜色比物体更快地映入人们眼中，能对人体相应组织器官及心理状态产生独特的影响。因此，色彩通过视觉引发一系列对心理与行为的影响，由此产生的治疗意义也可见一斑。

任何一种色彩都表达某种情感，而多种色彩在一起又表达多种情感，而当这些色彩按某种规律组合在一起时，其协调的美感就展现出来。为此，色彩在沙盘中展现的原型及原型意象就是来访者内心深处的写照。

在沙盘中，沙、天空、水及多样的沙具都有色彩，大部分时候来访者是无意识地关注了色彩因素，偶尔也会有意识地考虑色彩因素。如"这个沙具有好几个颜色，我最喜欢这个色，就拿了这个"。在沙盘中，大部分人认为植物类沙具的色彩比较突出，给视觉带来的冲击力比较强烈。在沙盘画面形成之后，其颜色因素对个人感受起了重要的作用。

色彩与色彩之间是存在一定的关系的，不同的色彩关系给人的感觉就不同。强对比的色彩关系表现强烈、醒目、活泼，使人感到激动、丰富、兴奋（图6-6）；中度对比的色彩关系使人感觉丰满柔和、和谐统一、雅致、文静（图6-7）；较弱对比的色彩关系使人感觉统一、和谐、雅致而又有变化，画面效果较丰富、活泼（图6-8）；弱对比的色彩关系使人感到和谐又统一，画面效果易掌握（图6-9）。

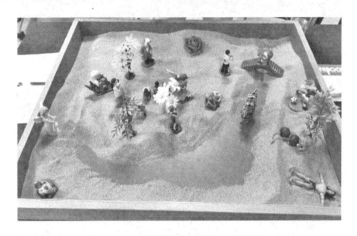

图6-6　强对比的色彩关系（见彩图）

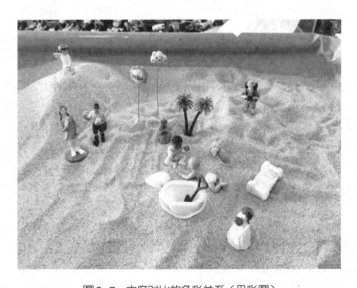

图6-7　中度对比的色彩关系（见彩图）

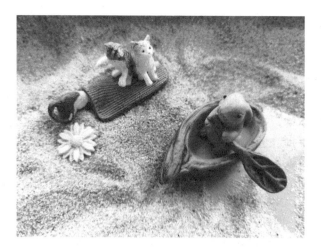

图6-8　较弱对比的色彩关系（见彩图）

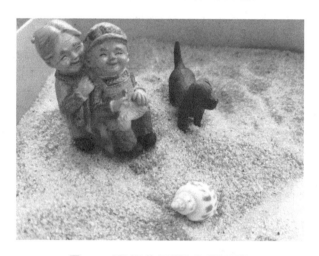

图6-9　弱对比的色彩关系（见彩图）

通常在画面中会有一种色彩具有调和作用，而这个色彩就是沙的颜色，这个颜色带来了调和，通过抑制强烈的、过分的对比，产生一种恰到好处的和谐，形成了美的享受。概括来说，色彩的对比是绝对的，调和是相对的；对比是目的，调和是手段。

来访者沙盘中的色彩展现也有一个发展过程，每一种沙具色彩及每一个沙盘画面的色彩构图，既是一次心灵内容的展现，也是一次心理的治疗。当色彩画面出现美感时，也就标志着来访者的内心整合趋向和谐。

（3）色彩联想与色彩治疗。色彩能表达情绪及情感，同时情绪及情感也可以影响我们每一个人。古印度的色彩疗法理论认为，每一种色彩都拥有特殊能量。色彩的能量会影响全身，而且会从身体、情感和精神等多个层面影响人的健康。

人类的色彩视觉心理通过不同波长色彩的光信息作用于人的视觉器官，通过视觉神经传入大脑后，经过思维与以往的记忆及经验产生联想，从而形成一系列的色彩视觉心理反应。有冷暖、轻重、前后、大小、华丽或质朴、活泼或庄重、兴奋或沉静等几方面的心理反应效果。

当我们看到某种色彩时，常常会和生活中的某些事物或经验联系在一起，有时是具体的事物，有时是抽象的经验。色彩的联想带有情绪性的表现，受到观察者年龄、性别、性格、文化、教养、职业、民族、信仰、生活环境、时代背景、生活经历等各方面的影响。

人类在长期的生产实践中，产生了一些对色彩的共同感受。如红色表示热烈、喜庆、吉祥、兴奋、生命、革新、庄重、激情、敬畏、残酷、危险等；粉色表示可爱、甜美、温柔、纯真、优雅、美好、青春、稚嫩、柔弱等。由于人们的心理体验不同，每一种色彩就会有其独特的性格，简称色性。这使客观存在的色彩仿佛有了复杂的性格，在沙盘工作中来访者赋予某个色彩的意义很重要。

某些试验曾经证实了人体对色彩的反应，经过多次试验之后，古尔德斯坦得出结论，凡是波长（波长顺序为赤、橙、黄、绿、青、蓝、紫）较长的色彩，都能引起扩张性的反应；凡是波长较短的色彩，都会引起收缩性的反应。在不同的色彩的刺激下，整个机体或是向外界扩张，或是向中心部位收缩。

在沙盘工作中，色彩不仅是来访者表达情绪和情感的要素，还可以使来访者对自己的表达进行再感受，整合内在的自我，以提高自愈能力。色彩的治愈作用就体现在沙盘工作过程中。色彩、沙画的形式美所引发的原型及原型意象，可以激发来访者成长与发展的内驱力，不断扩大意识领域，整合无意识，累积自我转化的内在能量。

通过沙盘中色彩的视觉及触觉意象对这些意象进行认知层面和意象实际空间层面的联想，并通过情感关注来达到意象心理层面上的"再处理"。

三、激发自性原型力量

1. 自性原型及作用

自性，是荣格认为的最重要也是最核心的原型。荣格认为，人格在一出生就是完整的，尽管人格还有待成熟和发展，但它一开始就是一个统一体。这种人格的组织原则是一个原型，荣格把它称为自性，也是一个核心原型，它把所有其他的原型以及这些原型在意识和情结中的显现，都吸引到它的周围，使它们处于一种和谐的状态。它把人格统一起来，赋予人格一种稳定感和一体感。当一个人说他感到自己和整个世界都处在一种和谐状态中时，我们可以肯定地说，这正是因为自性原型在有效地行使其职能。反之，如果有人说他感到不舒服、不满足，或是内心冲突激烈，感到自己的精神即将崩溃，那就表明自性原型未能很好地开展工作。因此，自性原型的作用就是使心灵整体保持平衡与完善，内在的结构、能量都协调运作。自性原型可以影响、调节和制约一个人的人格，促使人格成熟，使它更为灵敏豁达。我们可以把自性原型当作内心的向导，经由自性的发展，人会更加自觉地发展自己的感觉、知觉、理解力和生命的向度。

荣格认为，一切人格的最终目标是充分地发展自性，让自性完善，促进自性的实现。但这不是一件简单的工作，而是一项极其复杂、艰巨、漫长的事业。

自性的实现，在很大程度上要依靠自我的合作，必须使一切都成为自觉意识，这样才能使人格获得充分的个性化，向着自性进发。一个不能真正了解其无意识自性的人，会把他自己无意识中受压抑的因素投射到别人身上，从而抱怨、谴责他人的"过错"，而实际上是他自己未能意识到自己的过错。了解自性，可以揭示无意识的投射作用，减少投射，自己与他人的关系就会越来越和谐，而且也越来越能达到自我和谐。

2.自性力量的作用

卡尔夫在她的著作引言中指出，人类作为一个整体降生，这个整体最开始暂存在母亲的自性中。在此阶段，孩子通过母亲的爱获得天然的安全感和被保护感。在1岁左右，儿童的自性作为整体的中心，开始从母亲的自性中分离。在这个时期，儿童的安全感越来越多地通过与温柔母亲的关系来获得，同时信任关系又在安全感中得以滋养。2～3岁时，自性的中心开始在儿童的无意识里扎根。但如果儿童在这个时期得不到来自家庭的安全感，特别是母亲所提供的安全感时，自性就会发展得非常弱小。

在沙盘心理技术中，沙盘师提供自由与安全的保护，沙盘师的抱持就像母亲般充满着浓浓的爱、陪伴、欣赏与等待，来访者在安全的、有设置的沙盘环境中，把儿童时期没有发展起来的自性激发出来。通过对意象的表达及对无意识的感受与觉察，来访者能自我觉察、自我认识、自我感悟、自我成长。随着无意识意识化，自性越来越完善，最终促进人格健康发展。"千年以来，不同时代、不同文化中的儿童都通过绘画、游戏等方式用象征的符号语言表达着他们的整体性。成人有时也会有意识或无意识地进行这样的表达。"在沙盘过程中，当一些代表整体性的象征符号显现出来时，自性的力量就发挥作用了。卡尔夫认为方形与圆形是重要的图形，代表了自性的力量。所以，当沙盘画面呈现出方形或圆形时，就可能是自性在发挥作用。

第二节　团体沙盘心理技术基本要素的治愈力量

团体沙盘心理技术有很多基本要素，这些要素缺一不可，如沙盘师、来访者、既丰富又有象征意义的沙具，以及水、沙、沙盘等。这些要素在具体运用团体沙盘心理技术的工作中不是简单的一一叠加，而是各自有其独特存在的形态及不同的意义。只有充分了解其特殊的形态，才能更好地发挥其功能与意义。并且卡尔夫"自由且受保护空间"的基本设置，是保证团体沙盘心理技术发挥治愈作用的重要因素。

一、基本物质要素及其象征意义

脑科学研究认为，右脑与图像、情感有关。因童年未满足的需要及未完成的事件所产生的感受——个体无意识，都以图像化的信息储存在右脑中，而人类精神的遗传——集体无意识，也以图像化的信息储存于右脑。可见，认识及理解无意识还是要用象征或意象等图像化信息来处理更容易。图像化信息要转为语言，需要从右脑转换到左脑。爱因斯坦曾经描述他自己的思维过程：他在思考的时候，不是用语言进行思考，而是用活动的、跳跃的形象进行思考，当这种思考完成以后，他要花很大力气把形象转换成语言。

团体沙盘心理技术借助沙盘、沙、沙具、水等物质为这些无法用语言表达的心理内容（无意识）提供了一个意象（图像）的表达舞台。

1.承载无意识的基本物质要素

我们借用沙盘为无意识内容提供一个以图像化的形式呈现的舞台。盖住沙盘底部的沙子及内侧的蓝色象征着水，而四周的蓝色可以象征天空。卡尔夫称这是一个母子一体的空间，芭芭拉·博伊科和安娜·古德温认为，沙盘是来访者和沙盘师之间的中间地带，承载着来访者及沙盘师的无意识内容。

沙子、水和沙具有高度的象征性，它们将人类与地球连接在一起。水可以流动、洗涤物品、溶解东西、滋养万物，也可以再生。水是一切可能性的来源，通常它代表着无意识和情绪。沙子象征着土地，同水一样被视为女性，是提供滋养、生殖力和爱的生命拥有者。德·多美尼科认为，沙子和水使人们退行到儿童早期的体验。透过灵性自我的诞生和重新诞生过程，这些元素促进了个体化的进程。

除了沙盘，还有500 ~ 10000件各式各样的沙具，这些沙具有人物类、动物类、建筑类、植物类、交通类、家居类、生活用品类等。从意识层面角度看，它们只是一个个模型，一个模型只有一个意义，如一个房屋就是一个房屋，一棵树就是一棵树。但是，每一个人对每一个沙具投射的意义是不一样的。如一个房屋，有人认为是将来休闲度假的别墅，而有人认为是自己小时候生活过的家，有着满满幸福的回忆，另一个人也认为它是小时候成长的家，但充满了痛苦的回忆。这正应了"一千个人眼中有一千个不同的哈姆雷特"这句话，每个人的心灵内容投射到沙具上的意义一定有不同。而当一组沙具摆在沙盘中其意义就超出了每一个沙具的意义，它们在不同的来访者眼里都有各自的象征。

2.基本物质要素的象征意义

在沙盘内，来访者通过抚沙、摆沙具，把水、沙、沙具这些象征性的基本物质变成了一幅心灵的图画，这些富有象征意义的画面就是来访者的心象，可能有他内心的冲突，也可能有他解决的方案，更有他未来心灵上发展的力量。来访者面对这个沙盘画面时，右脑直接启动，这就与自己的无意识有了沟通与对话，通过沙盘师的陪同性探索，来访者可以通过理解这些图像化的信息，更深入地了解自己、感受自己，从而使自己成长。也可以使压抑很久或是解决不了的问题得以化解，使认知调整和行为改变有了方向，意识转化有了可能。

"象征的主要意义在于激发生命力和唤起想象，它能创造出更为新颖、更具韵味、更富吸引力的境界并因此把人带入意义更加充实、内容更加丰富的存在。"来访者从开始呈现的"乱"到慢慢地有序，这也是他内心成长与发展的路径。一次又一次的沙盘画面就是一次又一次新的启示，每一次都会感到意识的光明，重新定义新的生活，使生活更有意义。这一点巴赫芬的一篇关于原始宗教的文章也提到过："这就是象征符号的伟大之处，它允许和促进各种不同的层级的诠释，并引领真实的心理活动迈向更高的精神秩序。"

二、沙盘中的"人"是治愈的重要因素

任何一次心理咨询或辅导工作都需要咨询师与来访者建立一个良好的关系，咨询师在前期有一个很重要的工作就是让来访者喜欢跟自己在一起工作。弗洛伊德说，没有移情就没有咨询。沙盘心理技术是深入无意识进行工作的，来访者在深入探索自己无意识的过程中，更需要一个安全的空间，也更需要一个坚定、勇敢、无条件支持和陪伴他的人。因此，咨访关系的建立是非常重要的。

1. 积极改变的来访者

荣格认为，每一个人都有成长与发展的内驱力。当一个人内心有冲突、心理能量受阻后，他一定会寻求解决问题的方案。前来进行心理咨询的人被称为来访者。来访者能走进心理咨询室是需要勇气与胆量的，他是想走出心理阴霾的奋进者，他比任何一个人都想做积极的改变，这个内在动力就会驱使他积极地参与能给他带来改变的行动。并且他与自己的内心冲突作顽强斗争的奋斗故事一定是有血有肉的、富有情感的，这份经历也能使咨询师成长。咨询师若心怀感恩，以尊重、好奇、欣赏、学习的态度对待来访者，并坚定不移地相信他有改变的能力，这就会让来访者更加坚定改变自己的决心。来访者不仅与咨询师结成同盟，同时也更加激发了内在的自性力量，做积极的改变。

2. 包容且温暖的沙盘师

沙盘师有大地一样包容的胸怀——接纳、支持、滋养、奉献；沙盘师有母亲般的温暖——呵护、关爱、教导、榜样等太多优秀的品质。卡尔夫说，她给自己的首要任务就是在治疗关系中为孩子创造一个自由且受保护的空间。要在治疗情景下创造出自由空间，沙盘师必须完全接纳孩子，并且像这个孩子一样

投入到眼前将要发生的每一件事中。让孩子感受到不管他是绝望还是快乐，都不再是孤单的一个人，他就会觉得这个外部环境是自由又安全的。这样的信任关系非常重要。

沙盘的制作过程就是来访者呈现未知的心灵内容的过程，面对这些心理内容（无意识）有的时候来访者自己都会感到惊奇，时而毫无章法，时而又规律有序；时而山崩河枯，时而又山花烂漫；时而苍白静止，时而又丰富连续……而这一切就是当下来访者所想表达的、所能表达的。沙盘师见证这一切的同时，能做什么呢？前国际沙盘游戏协会主席茹思·安曼很形象地描述：装有精神分析对象（心灵过程）的容器正在烹调，沙盘师必须小心地把握火候，既不能让炉火熄灭，也不让炉火烧得过旺，以免锅里面的东西溢出来或是被毁坏。因此，小心翼翼守护着来访者的创作有非常重要的意义。

3.结为成长联盟的沙盘师与来访者

在沙盘师作为来访者操作沙盘的见证人和镜子的过程中，沙盘师无条件的陪伴与接纳促进了来访者无意识的群聚。对来访者而言，因为有个值得信任和尊敬的人来见证自己那些不同于意识的事情，会使他感到更加安全和踏实。这就激活了来访者个体无意识中天生的康复力量，为来访者提供了从受害者转变成创造者的机会，并赋予来访者力量来让他们决定自己的操作流程。来访者自己决定在操作过程中是否展露自己或将要学习的内容，只有来访者准备好要处理的内容才会进入意识。

在沙盘师作为镜子的过程中也会反映出沙盘师的无意识心灵内容。因为团体沙盘心理技术是处理许多生活事件的一种强有力的工具，这些生活事件包括受到创伤、人际关系问题、个人成长、自我整合和转化等。在此过程中，沙盘师也会产生没有解决的个人议题，也有被触动的时候。如沙盘师在纠结某一个场景或某一个沙具的位置时，或是来访者的沙盘画面似乎又回到原点，这些都可能包含沙盘师没有解决的个人议题中的无意识及其无意识的传递。如果沙盘师有很好的觉察能力，可以在此时此刻与来访者共同探讨属于沙盘师的议题，也可以在结束与来访者的工作之后再处理自己的议题。这就是与来访者共同成长的态度与行为。

所以一个好的沙盘师，要对人类发展、心理过程和治疗性干预有基本的认识和相关的知识基础；要对心灵、集体无意识的语言和原型的知识有了解；还要掌握一些身体疾病方面的知识；还要寻找一个自己信任的导师，经常进行个人成长体验，逐渐向一个合格的沙盘师发展。任何成长中的沙盘师，即便是成熟的沙盘师也应该接受连续的工作督导，以使自己在前进的路上不迷失方向。

因此，在团体沙盘心理技术工作中，沙盘师与来访者是互为成长的关系，二人可以结为成长联盟，来访者用自己的个人议题引发沙盘师的感受，并有可能帮助沙盘师成长。

团体沙盘心理技术是咨询师或治疗师工作的辅助工具。它有两个最重要的优势：第一，弱化了谈话疗法带来的阻抗；第二，沙盘师可以在沙盘中解决反移情问题和个人成长问题。"因为来访者的许多投射都映现在沙盘中了，而不是投向沙盘师身上，因此，处理移情所需的能量便减少了。""沙盘本身就成为荣格所说的参与秘法和克莱因所说的投射性认同的容器，因为移情已经在呈现和转化的沙盘容器中了。"

三、沙盘师要具备的基本能力

1.尊重与包容的能力

每一个人都有自己成长的力量、自己的生活经历、自己的价值观。我们看到的只是现象，而现象的背后到底是什么，不仅我们不知道，也是来访者想弄清楚的无意识内容。因此，在工作中，沙盘师尽可能地避免将自己的偏见、价值观以及自己未解决的问题带入沙盘活动过程中，保持中立，不要试图分析来访者的沙具或是行为，不要解释沙具所象征的来访者的某些问题，不去评价来访者摆放沙具的位置及沙盘画面，不去判断来访者的沙盘画面呈现的意义，等等。沙盘师要陪伴着来访者，带着一份好奇，带着一份觉知，在恰当的时机与来访者共同探索与感受，让来访者面对自己的无意识的心灵内容进行自我觉察、自我认识、自我感悟、自我教育、自我成长。无论来访者是否摆沙盘，摆了什么，是否愿意交流，交流了什么，沙盘师在此过程中都要以抱持、通透、耐心的态度陪伴、见证着一切的发生。当来访者通过镜像神经元感受到沙盘师抱持、通透、耐心的态度时，来访者内在改变的力量会被激发，内心的无意识碎片开始整合，他也有了胆量尝试新思想、新行为。这一切都在陪伴过程中悄然发生，来访者将无意识感受后的新思想扩充到意识中，这也必将带入他的行为。这样做的一个重要原因就是沙盘师相信来访者有自己成长与发展的内驱力，将来访者视为一个具有无限发展潜力的人。

沙盘师还是一个心理容器，包容、尊重来访者，并贯穿所有过程，为来访者提供了母子一体的空间及发展方向。使来访者尝试着做他曾经想做但不敢做的，说曾经想说而不敢说的，从而满足他童年的缺失。沙盘师因包容能力所形成的心理容器，模拟了幼儿成长所需要的爱的空间，让来访者在这里逐步补足童年缺失的爱、安全、价值等。当沙盘师跟随来访者的脚步时，来访者从沙盘游戏中觉察、感悟、提升自己，从而成长。通过在沙盘中"游戏"，使个体内部得到休养，并从中滋养出人格发展、智商发展以及心灵发展所必需的力量。

2.协助与支持的能力

沙盘师是协助与支持者，协助来访者按照自己的节奏来探索无意识，同时也要支持、接纳来访者被激发的情绪，并且帮助来访者体验这些感觉。如当来访者不想摆放沙具或提问后较长时间不说话时，沙盘师不要催促他；当来访者受情结影响而哭泣时，沙盘师不要试图以递纸巾的方式暗示来访者不要哭泣；

当来访者因移情表达愤怒等情绪时，沙盘师要及时接住这些情绪，对这些行为有一些专业的辨识，并应用适当的心理技术进行解决。等到来访者可以释放情绪时，他就可以把压抑很久的情绪释放并找到解决的方法。因此，沙盘师要在沙盘活动过程中陪伴、协助、接纳、支持来访者，使来访者有胆量突破以往的情绪反应模式，建立起新的认知，进而改变行为。

3.共同探索的能力

沙盘师也是沙盘的探索者，和来访者一起探索他的创作目的以及创作意义。当沙盘师能怀着好奇心请教来访者、带着尊重欣赏来访者、带着感受共情来访者、带着包容等待来访者时，沙盘师与来访者就能建立起良好的咨访关系，为来访者的治愈与意识转化提供有效的帮助。

4.回应的能力

当来访者不确定自己的体验与感受时，沙盘师因为见证了这个沙盘操作过程，可以及时回应来访者"你的表达及你的感受最重要"。当沙盘师确认和强化了这些体验，就会让来访者更有信心去尝试新的改变。

5.成长的能力

沙盘师是纽带，连接着来访者和来访者的沙盘——无意识内容和意识以及沙盘外在世界。因此，一次沙盘活动可能既让来访者获得了成长的力量，同时也使沙盘师有所感悟与成长。如果沙盘师被来访者的沙盘画面或当下的言行所触动，在来访者分享或沉默之后，沙盘师可以真诚地分享自己的故事。沙盘师专注倾听、全然陪伴、不加评价地回应、真诚分享等行为，使其成为来访者的榜样，可以促进沙盘师与来访者不断成长。

能符合以上这些条件的沙盘师可称为合格的沙盘师。作为合格的沙盘师，一方面要掌握与沙盘有关的荣格分析心理学、精神分析学、中国文化、发展心理学及相关的理论与方法；另一方面要具备实践经验，如要做大量的个人体验，也需积累大量的个案经验、沙盘团体经验，并且相信沙盘的治愈力量，相信每一个人的内在成长动力。

第三节　团体沙盘心理技术基本操作框架的治愈力量

卡尔夫坚定地指出：在治疗关系中为孩子创造一个自由且受保护的空间。这就是团体沙盘心理技术的基本操作框架，在此框架下沙盘师才有可能借助沙盘进行工作。在具体的操作过程中，沙、水、沙具及形成的画面（意象）所产生的积极想象也发挥着治愈作用。

一、"自由且受保护"的治愈力量

1.儿童发展与"自由且受保护"

卡尔夫认为人类是作为一个整体降生的，这个整体最开始暂存在母亲的自性中。而儿童自性的发展有三个阶段：第一阶段，孩子的所有需求都依赖于母亲，这也被称为母子一体，此时一个母亲能够满足孩子所有的物质、精神、爱的需求，而孩子也通过母亲的爱获得天然的安全感和被保护感；第二阶段，1～2岁，孩子的自性开始从母亲的自性中分离，这种分离必须依赖于孩子与母亲的关系，同时，信任关系又在安全感中得以滋养；第三阶段，2～3岁，自性在孩子的潜意识里扎根，并通过一些代表整体性的象征符号显现出来。遗憾的是，由于母亲的影响，有一些孩子"健康的自我"没有发展起来，健全人格的发展就成了问题。因而，如果后天让这个"孩子"（内在的孩子）在我们营造的沙盘"母子一体"的空间中把曾经未满足的需要及未完成事件在此空间完成，就可能修复了"自我"功能，促进了人格的成长与发展。

2.沙盘中"自由且受保护"与治愈

沙盘情境中的"自由且受保护"体现在以下几个方面。

第一，以来访者为中心。在沙盘情境工作中始终坚持一切为了来访者考虑，尊重他的表达，尊重他的选择，尊重他改变的脚步。

第二，不强迫来访者操作沙盘。来访者可能有各种原因拒绝操作沙盘，沙盘师对此能做的就是等待。

第三，沙盘师要有像母亲一般的胸怀。沙盘师在沙盘心理技术工作中要像母亲一样完全接纳来访者，让他在这个沙盘空间里想怎么摆就怎么摆，拥有自由。这让来访者无论是感受到绝望还是快乐，他都不再是孤单一人，他是被信任的、被喜欢的，同时也是有价值的。这样的一种信任关系就犹如建构了儿童发展的第一阶段，也就是母子一体阶段。在沙盘师营造的母子一体的空间中，来访者的心理得到休养，并从中滋养出人格发展、心灵发展所需要的力量。在沙盘世界里完成了第一阶段，来访者也就能进入并走完第二、第三阶段。

安全的氛围需要守护，这个"守护"不仅意味着守护空间和自由，也代表着对边界的守护。长方形的沙盘有边界，沙盘师与来访者有边界，而且在沙盘中呈现出的一切关系也有边界。当来访者感受到自己在安全氛围中时，这些发展能量才能完成个体自身所需要的正向转化。卡尔夫引用了一位牧师所说的话：和心灵打交道的人，必须像一个小孩子的保姆一样。她用牵引绳守护着孩子，但绳子仅仅用于让孩子免于危险和跌倒，至于孩子要去向哪里，则由他自由选择。

制定"四不二重"原则，就是为了营造卡尔夫提出的自由且受保护的空间，同时我们也把团体沙盘心理技术工作过程要求为："以游戏的心态积极、认真、用心参与，带着关爱陪伴，守护、观照，积极倾听和等待，默默欣赏，用心感受，必要时真诚参与分享。"这都是保证沙盘心理技术工作有效完成的指导方针。团体沙盘心理技术的"工作原则"及"工作过程"既是优秀沙盘师必须坚持的，同时也是一个沙盘师工作反思的要点。

二、积极想象促进无意识意识化

无意识是靠感受来认识的，而感受是对自身内部的情绪、身体感觉、回忆或想象的知觉。

1.积极想象及其作用

荣格的"积极想象"（Active Imagination）技术，亦译作"主动想象"，是分析心理学流派最主要的治疗技术之一。大约在1935年由荣格开始正式使用"积极想象"这一术语，并且称之为"一种睁着眼睛做梦的过程"。在运用梦和积极想象这两种材料对原型进行研究的过程中，荣格发现，当符合某种特定原型的情景出现时，那个原型就复活了，产生一种强制性，并像一种本能内驱力一样与一切理性和意志相对抗。

在荣格看来，积极想象是在蓄意、专注的状态中产生出来的一系列幻想。当个体把注意力集中在一个特定的观点、情绪、图画或事件上时，便会产生一系列幻想，个体也会在幻想中扮演某一角色。这样一来，想象的东西仿佛有了生命力，以前无关的心理内容现在变得清晰多了，而且语言表达、情感活动和自我意识都变得活跃起来，心理的成熟速度似乎也加快了。积极想象的主要目的是使情绪及其伴随的无意识心灵内容具体化，并为自我与无意识内容进行对话提供有效途径。通过积极想象的方式，个体可以与这些有生命的意象进行直接的沟通，变化和治愈常常就在这种不干预的情况下悄悄发生。积极想象技术的核心是：保持无为，充分体会，深入感受。

2.沙盘中的积极想象与治愈

进行沙盘心理技术工作就是个体展现其内心潜在意象的过程。意象是埋藏于人们心底的能源，是人们心理成长的力量。卡尔夫认为，对待意象这种心底的能源，既要予以保护，又要注意开发。而且都需要用心去感受、去理解，而不能横加分析和解释。所谓对意象进行开发，就是要领悟其内涵，去明白其所要表达的无意识的意思。

在实际的沙盘心理技术工作中，沙盘师引领来访者运用积极想象感受一幅幅表达心灵的沙盘作品，或一个个沙具、一个个情景，来访者通过感受自己呈现的画面，体验、领悟这些意象及其象征意义，从而实现意识对无意识乃至对整体心灵的沟通，达到治愈与发展。

三、六感的统合促进无意识的整合

人是经由身体的五官与外界接触而产生感觉的，这就是视觉、听觉、触觉、嗅觉、味觉，五官感觉外部世界的比例分别是83%、11%、3.5%、1.5%、1%。通过这些感觉系统的活动使我们感受到外部世界带来的内部感觉，如情绪的、身体的，以及大脑中的一些回忆、想法等的感受。沙盘心理技术的运用中来访者参与度极高，需要来访者自己动手把自己的心灵内容运用于意象的创建。

沙盘画面是内心精神在物质上的呈现，是现实与过去的连接。当来访者在沙盘师的引领下关注自己的作品时，需要对自己的画面进行感受，从中发现自己内在的美的力量，这就是转化的力量。从积极心理学视角出发，来访者创作及感受的过程，就进入了"福流"（专注）的幸福状态。分析美学的泰斗、美国著名美学家门罗·比厄斯利在1979年提出美感的5种经验特征，在客观导向上包括：始终关注欣赏的对象；感觉自由；有自主选择的权利；有超越的感受；不受现实条件局限，主动发掘、不断探索、全然投入，使自己沉浸在美的感受中。而这5种经验中最核心的就是第一种——对个体的关注。

为此，在整个沙盘工作过程中，视觉、听觉、嗅觉、味觉、触觉全部参与进来，来访者全部沉浸在沙盘感受中，五官同时被调动，为无意识的整合起到了最为关键的作用。

视觉或触觉想象在人类生理学中扮演着重要的角色。视觉、听觉、触觉代表了人类感官的主导模式，它们是能传导广泛信息的神经通路，连接了第一、二、三视像区域和大脑皮层及下皮层的很多区域。情绪和情感事实上是由视觉、听觉和触觉等调节的，而动机和行为也深受视像和触像的影响。

召唤与维持心理视觉意象和触像的能力因人而异，同时也会根据训练而改变。在特定的条件下，意象可以引起下丘脑—垂体—肾上腺轴（HPA轴）及自律唤醒的深远改变，而这些改变可以影响免疫系统的活性。曾有报告指出，这些改变源于视像、触像以及持续的意象冥想。

接下来我们一一了解每一种感觉在沙盘创作中的作用。

1. 视觉——大量信息的来源

视觉是人类最好的感觉系统，通过视觉可以方便快速地获得某种重要信息。在所有的感觉系统之中，最基础而且使用最广泛的就是我们的视觉，通过视觉可以获得80%以上的外界信息。美国的心理学家、艺术教育家鲁道夫·阿恩海姆在他的《艺术与视知觉》一书中提到，视觉并非被动地记录外在的物质世界，反之，它是心理的主动关注，是一种具有选择性而且能将对象从脉络和背景中剥离，掌握其基本结构的反应系统。来访者选择的沙具、选择的重点分享内容都是他内心的主动关注。

此外，视觉的思考是知觉的过程，本身是人类心智的运作，是过去与现在经验的交织。当来访者在沙盘中外化他的内心内容时，大脑的前额叶参与活动，把他的过去经历与现在经历通过手进行富有"美感"的创造与体验，而他的眼球受大脑反馈的指令不光是一种自下而上的，也是一种自上而下的反复运动，使视网膜上的图像不断地更迭变化，派生出许许多多奇妙的神经感受。这些感受使来访者逐渐把"新的思想"从过去创伤性经历的背景中剥离，找到问题的解决方法。

通过来访者一次又一次呈现的沙盘画面，沙盘师可以看到他的心灵成长，是从开始的杂乱无章到井然有序、有美感的过程。人类的视觉所产生的美感是人类进化选择出来的人的特性，它是一种体验与创造之间的活动，也是人类创造文化（集体无意识）时的产物，是人类对自己的经验和生命故事的一种诠释。因此也有学者把沙盘心理技术归于表达性艺术治疗。

2. 听觉——古老的回声

耳朵，是听觉器官的总称。外界的声音经过耳廓的收集、外耳道共振、鼓膜的振动，再经听骨链的杠杆作用传到内耳，通过耳蜗传导到听神经，然后经过听神经传到大脑，就产生了声音。

沙盘画面中的海洋、河流、风雨、山峦、人与人的关系等都可能与来访者以往生活经历中的声音有关，从而引起情绪感受。同时记忆中的声音也蕴含着来访者内心的人类集体无意识内容，它在调动人们思维中的记忆、联想、想象等各种因素时，也唤起别人的同感，引起人们共鸣。

研究发现，来访者的情绪可以在声音或音乐的诱发中，获得释放与宣泄，使积极的情绪被强化、消极的情绪被排除。甚至可以使原有的消极状态转化为积极状态，缓解躯体的应激状态，消除心理扭曲和紧张，创造自我治愈的机会。也有研究认为，音响的振动作用于人体各部位时，会引起人体五脏六腑、肌肉、脑电波等的和谐共振，促进各器官节律趋于协调一致，改善各器官的紊乱状态，从而消除疾病，促进康复。同时，音乐可以影响人的大脑边缘系统及脑干网状结构，调节大脑皮质，促进人体分泌有利健康的激素、酶、乙酰胆碱等物质，使人体的内脏活动与情绪、行为产生良好的协调作用。

在团体沙盘心理技术应用中，一方面，来访者会因为画面产生关于声音的回忆；另一方面，沙盘师也在一些环节的操作中加入音乐，让来访者在音乐的影响下协同其他感官来增强感受；再一方面，某些画面也会引起来访者回忆曾经画面中的声音伴随。

3. 嗅觉——原始的记忆

人从一出生就被气味紧紧围绕着，每一种气味都会引起我们的感受。这些感受是人类的本能（集体无意识）。通常，当我们闻到一种味道的时候，都会唤醒一段记忆，进而产生某种情绪体验。科学家发现嗅觉信息首先通过的是人的下丘脑（记忆加工的区域），还通过大脑的边缘系统（情绪加工的区域），最后到达大脑皮层。因此，嗅觉很容易和人的记忆与情感相联系，从而影响到思维和行动。沙盘中的某些场景会唤起某种与气味相关的记忆与情绪感受，也许是某一种带有家乡或妈妈的味道的食物，也许是某一个经历过的场景的气味，这些都会引起情绪感受。

有研究发现，气味还能影响人的认知。美国北卡罗来纳州大学威尔明顿分校的威廉·奥维曼和他的同事就发现在对被试进行一些关于决策能力测试的时候，在空气中加入一些气味，不管是好闻的还是难闻的，被试的成绩都会大幅度下降。因为这种气味会刺激大脑的情感区域，使被试变得更加感性，而不是理性。也有研究发现，自然的芳香经由嗅觉神经进入脑部后，可刺激大脑前叶分泌出内啡肽及脑啡肽两种物质，使精神达到最舒适的状态，这是守护心灵的良方。

清新自然的气味对人类的幸福生活产生重要的作用。于是，在应用团体沙盘心理技术时，一方面借某些带有味道的沙具或与味道有关的话题，带动来访者产生更深入的感受，使无意识更容易被揭示；另一方面，根据芳香指导师的指导在结构化的设计中加入不同香型的气味，使环境中充满芳香，以此帮助来访者恢复遗忘的记忆，同时调动情绪体验，以加快无意识意识化的过程。

4. 味觉——永恒的追求

人出生后的第一反应就是吃，这是人类的本能和生存需要。吃，是一个和人类生活息息相关的词语，蕴含着丰富而广泛的意义。人类的味觉既是生理的感觉，也是心理的感觉。人类的味觉要想传递到大脑，先要通过情绪活动的中心之一——杏仁核，在杏仁核的回路中循环。当味觉信号在杏仁核中被加入积极或消极的情绪时，味觉信号就会变得更强，之后信号通过海马体，被加工成记忆。这就是一个人产生"记不住曾经去过的地方的美景，但永远记得那个地方的某种美食的味道"的心理现象的原因。在大脑边缘系统的新皮质区，眼窝前额皮质是感觉信号的交汇区，将嗅觉、味觉和视觉信号联系起来，形成感觉。心理学家发现，如果把人的眼睛蒙起来、鼻子塞起来，基本上吃不出苹果和洋葱的差别。这也是我们一看到山楂就会感受到酸，并激发唾液分泌，甚至想一想山楂也会感到酸的原因。

当沙盘画面呈现与味道有关的意象时，来访者可能通过视觉就联想起那个味道及情绪体验，这个记忆也许是他曾经经历过的，也可能跟他久远的、内在的集体无意识相连。味觉是一种典型的通感和神经可塑性现象。人们感知到的味道不仅仅来自味觉器官的体验，食物的气味、颜色、形状、口触感等因素都会影响味觉。当没有了味觉，几乎吃什么东西都是一个味道。

5. 触觉——直接的原始需求

触摸，可以被视为人与世界建立基本联系的一种方式，同时触觉也是人的所有感觉系统中最简单和直接的感受。和触摸相关的动作包括身体的接触、拥抱、击掌、贴脸、亲吻、按摩等行为，只不过接触的部位是不一样的，触觉是通过外界皮肤的压力传感器来对外界进行感知。

研究发现，触摸可以降低血压、心率和皮质醇的水平，同时增加催产素的分泌。还有研究发现，一个人在演讲之前和他的搭档握手或拥抱20秒，就能够显著降低人的心率和血压，减缓演讲时紧张的感觉。在另外一项研究中，两组女性被试在接受压力情景测试之前，分别接受口头的支持鼓励和肩部、颈部的按摩。结果发现，在面对同样的压力情境时，接受过肩颈按摩的人比那些接受口头鼓励的人有更低的心率、血压和皮质醇水平。还有些研究发现，挠背和拥抱能够提升催产素的分泌水平，比如被配偶拥抱的次数和时间较多的女性，相对而言催产素水平较高。

沙盘中的沙柔软而细腻，每一个来访者触摸后，多数会变得放松。沙象征着大地母亲，手与沙相触可以替代儿童时期的抚触和缺失的爱。在出生前，触摸就已经开始影响胎儿的发育，母亲腹中羊水的摇晃也是触摸的一种模拟形式。在出生后，婴儿被父母抱在怀里和母亲喂奶，使触摸变得更加直接和频繁，同时也起到减缓痛苦的作用。同时婴儿通过吸吮自己的手指、抓外界的东西，来形成自己对重量、形状、温度的感知。恒河猴母爱剥夺实验已经证明，接受较少触摸的婴儿在认知能力和神经发育方面都比正常孩子表现得更加迟缓。这也是产生心理问题的一个重要因素。

在沙盘情境中，沙盘师还会常常让来访者触摸某一个对他有特别意义的沙具，并通过触摸让他展开积极想象。研究认为，触摸对人际交往和社会关系的建立与维护有特别的影响。触摸可以充当一个放大器，结合视觉和听觉的信号，可以放大脸部和声音关于情绪的信息。通过接触更能准确地辨别对方的情绪体验、情绪活动，不需要借助视觉和听觉信息的帮助，特别是愉快、厌恶、愤怒、恐惧、恶心、喜爱、感恩和同情等情绪，都可以通过触摸来直接感受到，因为识别这些情绪和特定的动作有非常紧密的关系。有时在沙盘工作中，同性别的来访者在遇到悲伤时，沙盘师在征得来访者（特别是女性）同意后也可以搂住她（他）的肩、轻抚她（他）的背或握住她（他）的手，等待她（他）恢复到常态。因此，团体沙盘心理技术为童年缺失的触摸提供了非常好的修复平台。

6.内部感觉——隐匿的信号

美国心理创伤治疗师巴塞尔·范德考克曾说：创伤总会留下或大或小的痕迹，大至历史或文化上的伤痕，小至家族中不知不觉、世代相传的秘密。它们会在我们的心智和情感，甚至在我们的身体和免疫系统中留下痕迹。这就引出一个概念——具身认知。具身认知代表了认知心理学研究中的一个新取向，成为一个焦点论题。

研究发现，知识的储存方式不完全是以抽象概念的形式存在于大脑皮层中，它还存储于人类的身心体验中。知识不在书中，而在人类的身体、欲望、思想、情绪中，这就是具身认知的意义。具身认知强调人的身体在认知过程中起到了非常关键的作用。人类认识世界的方式并非是纯概念性的，并非是将外部世界都化作一个纯粹的概念性的心理表征，而是通过身体的体验和相应的行为活动方式形成的。从进化的观点来看，人类最早的对世界和自己的认识，必定是以一个在环境中的具体身体活动为基础的。神经科学通过研究人的大脑发现，除了五官的感知，人类对事物的认识及归类，无论有意识还是无意识的，都依附于身体结构并被具身性所制约。

要想了解具身认知，我们需要的是内部感觉。内部感觉又称机体觉，是感觉的一种，是相对于视觉、听觉等这些反映外部环境的感觉而言的。感受器反映各内脏器官的状态、身体平衡状态和自身状况，包括运动感觉、平衡感觉和内脏感觉。感受器位于人体各内脏壁内，如腹膜、胸膜、关节囊和前庭器官等处，内脏、关节、肌肉、前庭器官等部位的活动及变化经传入神经传向中枢，从而引起饥、渴、饱、胀、恶心、痛等内部感觉。其中一种类似体表感觉，如痛、牵拉、胀等；另一种因与大脑的边缘系统密切联系而常形成与情绪、觅食和性活动相关联的复合感觉，如饥、渴、性感觉等。内部感觉通常很不精确，有时很难分辨，有些甚至无法引起主观的感觉。

在团体沙盘活动中，强调身体的感受也基于这个观点。我们很多时候把身体发出来的信号通过行为或语言进行了过滤，或者快速转移了。如果在沙盘情景中能觉察身体感觉，曾经深埋于身体中的无意识就能被激活，我们再重新认识它，它就转为意识的内容，从而扩大了意识容器。

第七章

本土化融合的沙盘团体的治愈因素

团体沙盘心理技术借助团体的方式开展沙盘工作，强调以来访者的利益为核心，融入积极心理学、中国古代阳明心学等理论思想，并汲取其他疗法的优势，进行了本土化的创新，从而对人的心灵产生更大的治愈作用。

第一节　结构化沙盘团体及其操作的治愈力量

团体沙盘心理技术是在团体下进行的沙盘工作，因此，团体本身带来的治愈因素不可小视。为营造"自由且受保护"的空间，我们把沙盘团体设置为封闭式结构团体，在有目标、有计划、有主题、有设置的结构下实施沙盘团体工作。

一、结构化团体性质使沙盘团体更稳定、持续

团体沙盘心理技术工作需要自由且受保护的空间，而多人组成的团体在自由与安全方面就会受到一定的限制。因此，我们在进行沙盘团体工作时利用封闭式的团体，进行结构化设置来保证团体中的每一个人的相对自由、相对安全，同时团体中的每一个人也为他人提供保护。

1.封闭式团体保证了自由且受保护

沙盘团体在开始活动之前就进行分组，分组时注意男女比例、年龄层次等常见因素。分组方式在沙盘团体的建立安全感阶段中已经有所介绍，在此不赘

述。分组之后我们根据培训时间进行必要的、时间可长可短的团建。这些工作一个最重要的作用就是打破人际关系中的"坚冰"，使成员相互认识，建立彼此熟悉与信任的关系。

我们把每一个沙盘小组设置为封闭式的，只出不进。这样的设置是为了让每一个沙盘小组保持独立的、安全的空间，基本上不被打扰，保证每一次操作都在自由且受保护的空间中完成。

封闭式沙盘小组最大的优势就是每一个小组成员之间越来越熟悉，每一个小组成员彼此越来越信任，为彼此提供保护，有了保护就有了安全，有了安全就更自由。当小组成员在组内的安全感越来越强的时候，每一个小组成员就敢于把自己的心灵内容呈现于沙盘中，自由的感受就会从心而发，不会担心被他人评价，不会担心被分析。每一个小组成员都会敞开心灵的大门，展示自己深层无意识的内容，而且更加深入地感受自己的无意识，从而使更多的无意识进入意识领域，完成意识化的过程。这就扩大了意识容器，治愈就自然地发生了。

2. 结构化使沙盘团体人人获益

卡尔夫在最初的创作中强调沙盘游戏要为来访者提供"自由且受保护"的空间，这样才能保证沙盘游戏的有效性。为了使沙盘团体也能切实遵循这样的操作理念，我们把沙盘团体设置为结构化的团体，即遵循一定的工作过程、操作原则等。我们始终强调"四不二重"的工作原则和"以游戏的心态积极、认真、用心参与，带着关爱与陪伴，守护、观照，积极倾听与等待，默默欣赏，用心感受，必要时真诚参与分享"的工作过程以及结构化的操作规则。这些都保证了团体中每一位成员能够获得自由且受保护的感受。

当然，自由且受保护也是相对的。即便是一对一的个案，一个成熟的沙盘师也不能保证在每一次工作中或每一个节点上，都让来访者感受到绝对的自由且受保护。团体规则的设定要尽量满足来访者的安全需求，让他能自由地探索自己的无意识领域。

在沙盘团体的具体运作过程中，由于结构化的设置，保证了每一个小组成员会在"游戏"过程中发挥自己的能动作用，不仅通过自己的沙具及沙盘画面感受到自己的无意识，同时也会从其他小组成员的分享与感悟中学习。这样，每一个人都把智慧奉献给团体，又从团体中获益。

二、沙盘团体形成的互助、凝聚力量

欧文·亚隆等学者曾在《团体心理治疗——理论与实践》一书中重点论述了团体心理辅导的治愈因素。结构式沙盘团体也遵循团体心理辅导的理念，在传统沙盘游戏的治愈因素之外，又进一步保证了沙盘心理技术的效果。

1. 点燃希望，增加信心

一个沙盘团体通常是由多个小团体组成的大团体，这么多陌生人一起展开无意识水平的工作，对所有人而言都是挑战。因此，在开展沙盘团体工作之前，带领者就应该掌握团体成员的背景信息，由此制定沙盘团体的工作目标，从而进行主题及操作设置的方案设计工作，也就是要完成专业而细致的课程准备工作。当有了充分的准备后，不仅使带领者对沙盘团体的走向了然于心，也为自己带领沙盘团体工作增强了胜任感。因此，在沙盘团体活动开始时，带领者就应该把自己的胜任感传递给团体内所有成员，也将其称为点燃来访者的"希望"。让每一个成员了解在沙盘团体中能干什么，朝哪个方向走，会解决什么问题。这不仅能够让成员对这个团体充满信心，同时也会对解决自己的问题有了方向，这是结构式沙盘团体发挥效果的重要基础。

　　一个好的开场就像是一次好的营销推广，会扣动听者的心灵，深入无意识层面影响着团体成员。我们每天都被广告营销影响而不自知，一个好的营销应该"急消费者之所急，用消费者之所用"。因此，带领者在面对成员之前（无论是个体还是团体），都应该深入了解这个团体。经过研究之后，带领者在开场时就可以把成员可能会遇到的问题放在前面，集中他们的注意力并引发兴趣，与他们共情，让他们知道自己能够理解他们，为他们着想。接下来再介绍团体沙盘心理技术针对他们的困惑有哪些解决方法。所以，一个好的开场白会燃起成员的希望，而这个希望让他们对沙盘团体有所期待，能够坚持用团体沙盘心理技术不断地进行自我探索，并通过沙盘的方式促进个人成长。

2.理解自身问题的普遍性

　　参加沙盘团体的人，有一些人看不到或不愿意求助自己的社会支持系统，把引起个人内心冲突的问题封闭起来，把自己的心理问题放大几倍，甚至几十倍。在沙盘团体中，每一个成员可以借助沙、水和沙具来表达自己现实的困惑及内心深处的冲突。团体设置使成员的安全感逐步提高，成员之间所呈现、暴露的个人议题越来越多，让成员感觉到原来别人的困难也不比自己少，原来自己的难过与困惑别人也有，原来每一个人都有自己要面对和解决的问题，从而学习其他人对待类似问题所采取的不同解决方式。同时，带领者要在总结时结合心理学的专业理论对问题做更深入的解读，这个过程使每一个成员理解自己面临的困惑既有特殊性也具有普遍性，并进一步拓展其解决问题的方向。这是一个借助沙盘团体改变认知、扩大意识容器的过程。改变，就在这样的解释与分享中发生。

3.在团体中体现自己的价值

　　低价值感、低自尊的人总感觉自己不够好，才会在生活中有很多冲突与内心的矛盾。但在沙盘团体的操作与分享中，一个成员的某一次分享或某一个沙具的摆放都可能给其他人传递了正能量或提供了有益的帮助，这些使他具有价值感，让他感觉到自己是有用的、有价值的。而随着成员间不断互动，不断给他人传递正能量，团体的凝聚力也会逐渐增强，每位成员也就更愿意待在团体中。美国积极心理学之父马丁·塞利格曼认为，产生积极的福流（幸福体验）

的主要条件是做有价值和有意义的事情。因此，当一个人感觉自己有价值时，更容易挖掘自己内在的积极力量。在沙盘团体中，一个沙具可能会给别人带来满足感，一个动作能表达关心与温暖，一句话能让他人倍感受用，这就是在沙盘团体中的价值体现。当一个人感受到自己也有能力帮助别人时，他就更有信心去改变自己。

4. 在镜照关系中使自己成长

一个小团体至少有两个人，但通常带领者一般会组织4～8人为一个小沙盘团体，再由一个个这样的小沙盘团体组成有4～10组的大团体。而每一次的操作主要以小团体的互动为主，不同性格、不同处事风格的成员彼此互动就带来了张力。深度心理学的研究认为成年人互动模式都呈现出童年原生家庭的互动模式，因此在团体沙盘操作互动中，成员之间就有了投射，这种镜照关系使每一个人都能在别人身上看到自己或家人的影子。在团体沙盘心理技术基本操作中，我们反复强调"四不二重"的工作原则，并要求在沙盘工作中尊重每一个人的无意识的表达，互相提供"自由且受保护"的空间，互相支持。当团体内有了这样的氛围后，表达就不会受阻，也逐渐让每一个成员看到他人的立场与观点，区分自己与他人的界线，尊重那些与自己不同的表达。这不仅是接纳了自己，也接纳了别人，从接纳别人的成长课题中突破自己，成长也在此悄然发生。

很多参与者反馈，以前是强硬地要求别人，特别是要求孩子要顺从自己，而在沙盘团体活动期间，就已经开始改变自己在家人面前的强硬态度，开始关心孩子的想法是什么，逐步区分孩子与自己的界线，当孩子说明自己的想法时，就会发现孩子也有能力解决自己的问题。

5. 互相支持，大胆宣泄情绪

"四不二重"作为团体沙盘心理技术的基本工作原则，其重要意义是使卡尔夫的"自由且受保护"的操作更为具体，更易明确掌握。

团体成员在沙盘工作中要遵守这个基本原则，同时我们还提出在沙盘工作过程中每一个人要"守护""积极倾听""等待""欣赏"每个成员，形成互相保护、支持、抱持的安全氛围后，每一个人就敢于在团体内开放自己，大胆宣泄自己的情绪。在心理治疗、心理辅导中有了宣泄的机会，会让成员把平时不敢表达的情绪、压抑很久的想法释放出来，这不仅有利于缓解压力、梳理情绪，还使自己的深层无意识得到了表达，并使意识与无意识整合得更深入。

6. 团体成员互相促进、共同成长

每一个参与者都有自我成长的议题，但成长仅有意愿是不够的，还需要有方法。团体沙盘心理技术的设置让每一个人都在团体里学习到倾听、沟通、共情等基本的沟通能力，同时也学习到一种人际交往态度——尊重每一个人。在

团体沙盘心理技术的工作过程中我们还要求每一位带领者学会"观照"，既要"观照"他人，即通过观察成员的一举一动理解其所呈现的心理力量，也要"观照"自己的内心，即觉察自己的情绪感觉、身体感觉以及大脑中闪过的画面。一对一沙盘工作也是如此。通过观照，觉察到的感受既可能是他人的，也可能是自己的。观照后如果有感受，带领者可以通过悬搁技术来暂时放下，也可以在恰当的时机与团体成员进行澄清。如果团体成员也有此感受，说明两个人有了共时性，观照与澄清对他来说就可能带他进入更深入的探索。如果通过澄清，明确了这种感受仅是带领者自己的，此时就要先使自己回到带领者的主人格意识里来，继续陪伴团体成员进行沙盘工作。工作之后，可以深度观照自己、觉察自己，也可以找咨询师进行个人体验，以解决在工作中涌现出的那些感受，处理自己的情结。每一次沙盘工作都是认识自己的无意识、促进个人成长的好机会。

在团体分享互动中，成员把自己深入的觉察分享出来并付诸行动，其他成员在由衷为他高兴的同时，也会以他为榜样向他学习，进行更加深入的自我觉察、自我认识及自我成长。

第二节　结构化的操作设置使沙盘团体更具治愈力量

结构化沙盘团体是有计划、有目的、有设置的团体，这也是团体沙盘心理技术最重要的工作形式。不仅结构化沙盘团体本身带来了治愈的力量，同时我们也使用了结构化的操作，保证了沙盘团体的顺利工作。

一、工作原则及工作过程是沙盘团体操作的基本保证

团体沙盘心理技术的"四不二重"工作原则及工作过程是保证沙盘团体顺利开展与实施的重要准则。在其他各章节都有论述，不再赘述。

二、指导性主题或自主命名更能聚焦问题

心理健康教育或心灵成长有了主题的引领就等于有了方向。带领者在进行结构化的沙盘团体工作时，往往先引入主题，这就让沙盘团体有了发展方向。

1.用指导性主题开展活动

在心理健康辅导或教育性、训练性的沙盘团体活动中，带领者往往以主题引入的方式开展团体沙盘心理技术活动。有目标、有计划、有主题、有设置地开展一系列沙盘团体活动是基于团体沙盘的理论与实践研究结果。我们有理由

相信这个团体在心理健康方面有共同成长的课题，这个课题可以分解为若干个子课题（不同的主题），在一次又一次从意识到无意识的探索中逐步解决这个共同成长的课题。

这种主题性的沙盘团体活动，使每一个人都能聚焦问题，使团体讨论有共同的话题。而共同针对一个主题进行讨论更容易呈现无意识，使成员之间的沟通与对话更专注。

2.命名与无意识的整合

尽管有主题引入，但在每一次沙盘团体活动结束时也可以再根据成员对最后画面的感受，由成员决定是否需要重新为主题命名并再分享。这个过程是"意识——无意识——意识"的过程。

另外，在成长性小组自发性（有无主题由此次小组的轮值组长决定）的沙盘活动中，组内分享结束后有一个给此次活动命名的过程，命名可以由轮值组长采取民主集中的方法进行，也可以让某一个人以其沙盘画面的故事为主题命名。这个过程就是无意识整合的过程，是小组成员又一次多角度、多层次的无意识意识化的过程。

命名使无意识的整合更加有指向性。同时也通过命名及讲故事，改变了看问题的角度，从而使问题不再是问题。

三、组内分享与组间分享增加了与无意识沟通的渠道

在团体沙盘心理技术工作中，我们设置了组内分享与组间分享。

1.组内分享，深度感受无意识

组内分享的内容有：选择的是什么沙具，选择的理由是什么，摆放的理由是什么，摆放过程中的感受如何，对最后沙盘整体画面的感受如何。这些看似简单的问题，却有着深远的意义。首先，沙具是自己心灵的投射，每一个人对一个沙具投射的意义是不同的，我们有必要让每一个沙具的主人来看到他投射的内容。其次，让每一个人去回顾自己摆放的理由，这个理由或许是意识的，但也受到无意识的影响，这实际上又再一次加强了无意识与意识的对话。再次，特别提示成员加强"感受"，感受自己在沙盘画面形成中的细微感觉，而这些细微之处恰恰是更多无意识的涌现。最后，对整体画面的感受实际上是自己的意识与其他成员的无意识不断沟通和相互影响的过程，把其他成员的无意识纳入自己意识的一部分，这对于扩大意识容器起到了重要作用。

在这个沙盘团体情境下，不仅自己的无意识与意识相遇，同时也会让团体成员之间通过交流与分享，使"自己知道但别人不知道"的部分、"别人知道自己不知道"的无意识，以及"自己与他人都不知道"的完全未知领域中的无意识，通过组内分享的方式获得了展现的机会，或多或少地扩充到意识中来。

因此，组内分享是一次非常重要的多层次意识与无意识的沟通过程，简化

或省略此过程可能就失去了团体沙盘心理技术重要的治愈力量。

2.组间分享，进一步扩大意识容器

在团体沙盘心理技术工作中，一个小组5～7个人，如果超过50人，就可以组成多于10个小组的大团体。因此，在操作过程中要设置组间分享的环节。在组间分享过程中，轮值组长留下来进行本小组的画面展示和分享，分享内容包括：命名（每一个小组命名可能类似或根本不同）；摆放规则（每一个小组的设置可能不一样）；与主题相关的、由轮值组长理解的故事。

其他小组成员按照带领者的要求倾听其他小组的分享。在倾听其他小组轮值组长的组间分享时，成员也会遇到自己不解的沙具或画面（自己的无意识）。当提出问题时，一方面是提问者自己有了觉察，另一方面也使轮值组长注意到自己不曾注意到的、可能处于自己无意识中的内容，从而对这部分获得更深刻的觉察与理解。因此，多层次的意识与无意识之间的沟通与对话是团体沙盘心理技术的优势与特长。通过多层次的无意识内容转化为意识的过程，提高了自觉意识，从而持续扩大意识容器。

3.组间分享使小组成员更凝聚

每一次组间分享之后，小组成员谈及刚才的感受时，大部分成员都会说"走了几组，还是觉得我们小组的画面最漂亮"。这就大大增强了团体凝聚力，从而使建立安全感阶段有了飞跃式的发展。其原因有二：第一，自己小组的画面是每一个人带着自己的情感参与创作的，沙具之间是有连接的，小组成员对自己的画面有更深入的理解；第二，组间分享时虽然自己离开了本小组去往其他小组，但无意识的感受还停留在自己小组的画面里，有可能到其他小组就是"走马观花"似的听了一个热闹的故事，而并没有投入自己的意识和无意识参与其他小组的故事。

大量的实践经验告诉我们，组间分享是必要的，能够进一步加强意识与无意识的对话。通过观摩其他小组的画面，也加强了对自己小组画面的接纳与理解，无形中也使小组成员之间的情感连接得更深。

四、轮值组长有更多的权力及更深的感受

轮值组长，就是在一个封闭小组内，每位成员轮流担任团体沙盘操作的组长。

1.轮值组长的权力

在团体沙盘心理技术工作中，我们设置了轮值组长，轮值组长在一次又一次的操作中逐渐拥有更多的权力，比如有设定主题的权力，有设置规则的权力，有按照自己的理解来讲解小组画面的权力等。这类似个体沙盘中的来访者，他自己决定沙盘里摆什么，自己决定怎么进行沙盘游戏。在团体沙盘情境

中，轮值组长比其他人多一些"特权"，能够使轮值组长在团体中模拟体验到个体心理咨询中来访者"自由且受保护"的感受。

2.轮值组长权力逐步增大的意义

在沙盘团体活动中，每一次主题操作需要有一个轮值组长，随着沙盘团体活动的深入开展，越往后面担任轮值组长的人越会拥有更多的权力。如轮值组长的权力升级规则：第1~3次沙盘操作，轮值组长有权力比别人多拿1~2个沙具；从第4次沙盘操作开始，轮值组长除了有权力多拿1~2个沙具外，还可以在其他人摆放完自己的沙具后，任意移动自己的1~2个沙具；到第6次操作以后，轮值组长可以与小组成员商量移动他人的1~2个沙具。

拥有"特殊的权力"，使他在团体中感受到被支持、被尊重、被包容，从而有了改变的决心。同时，在一遍又一遍的组间分享过程中，能够不断地整合他的无意识。很多轮值组长都有这样的体验：开始分享时他要把小组成员的沙具也纳入自己的故事中，感觉有一些生硬，但讲着讲着好像这个沙盘完全是自己的了，叙述变得流畅，而且故事也鲜活生动起来。

通过这种来访者与沙盘师的角色互换体验，一方面让每一个小组成员深入理解团体沙盘心理技术的理论与技术内涵，另一方面也使每一位成员的安全感逐步加强，在建立安全感的同时，初步触及个体无意识，深入进行意识与无意识的沟通与对话。

五、看似简单的操作设置包含了较深的内涵

参加过沙盘团体活动的成员都有这样的体会：操作设置并不复杂，看似简单实际却蕴含了丰富的意义。

1.成员一起拿沙具后的两种摆放方式

① 成员一起去拿沙具后自由摆放：请大家去寻找符合主题的1~N（根据小组人数及培训时间来确定拿沙具的数量）个沙具，之后回到小组，自己想怎么摆就怎么摆。界定动沙子是否算一次动作。全部摆完后成员来分享。

② 成员一起去拿沙具后再依次轮流摆放：请大家去寻找主题下的1~N个沙具，之后回到小组等待，轮值组长来制定轮流摆放的规则是一次一个人全摆放完下一个人再摆放，还是一个人一次只摆一个，一共摆N轮。界定动沙子是否算一次动作。全部摆完后成员来分享。

主题由带领者或轮值组长进行设置，在主题的要求下，小组成员一起去选择沙具，这种方式的操作能做到主题下个人无意识的最大化的表达。这也让每一个小组成员体会到在同一主题下每一个人的理解与表达是有区别的，你的想法只是你自己的，你的想法永远不可能强加给别人。通过这样的体验与操作，让每一个小组成员感受到自己与别人的不同，也感受到了彼此的界限，这就是在扩大意识容器。通过组内分享了解到每一个人的想法，彼此之间有了情感

的连接，也就更能理解和包容他人。有的成员会感叹道："我们都去拿自己的，回来后我们小组每一个人的沙具是如此相像，我们几个人太和谐了。"和谐的感受是源于对彼此的理解和包容。

2. 成员依次去拿沙具的摆放方式

成员依次去拿沙具后轮流摆放：轮值组长先设定主题，再告诉大家依次去拿沙具，按轮次摆放。如先决定第一个人去拿两个沙具摆在沙盘里后，第二个人也去拿两个沙具摆放，第三个人也如此，依此类推；第二轮第一个人再去拿两个沙具摆上，第二个人也再去拿两个沙具摆上，第三个人看第二个人摆放结束后，再去拿自己的两个沙具摆上，依此类推。界定动沙子是否算一次动作。全部摆完后成员来分享。

在依次去拿沙具的过程中，有可能后面的成员会根据前面成员的沙具来选择自己的沙具，这看似后面的成员有意识地"跟随"，实际上也是他自己无意识的表达。有时候这种参考前人沙具的"跟随"只是"自以为是"的猜想，未必是别人真实的想法。因此，这种规则也会促使成员自己产生思考：为什么要跟随？不跟随又有什么理由？对他人拿沙具的猜想对了吗？

这种方式通常会让小组成员产生感动的情绪。如成员A拿到的沙具是成员B特别想拿又由于沙具数量限制而拿不到的沙具，或是A的沙具放在了B期待的位置上。这些举动不仅会让成员B感受到温暖，感觉获得了认可，也让成员B感受到被理解、被满足的幸福感。这种规则设置能够促进小组成员之间的情感连接，成员之间的和谐度越来越高，从而也会增加小组成员对画面的美的感受。

3. 在摸沙或音乐（歌曲）引发下的主题引入

在带领者的音乐或感人故事引发下，让大家去拿N个沙具后回到小组里自由摆放。摆放全部结束后，由轮值组长先分享自己的沙具及沙具的故事；小组全部分享之后，再由轮值组长决定是否再制定规则重新摆放。

带领者借由摸沙或音乐带领成员深入无意识领域。在摸沙或音乐的引发下进行主题引入，调动每一个成员的无意识感受，让每一个人根据自己摸沙或听音乐所引发的意象去选择沙具，在沙盘中想怎么摆就怎么摆。通常使用这样的引导方式开展的可以是积极心理品质的主题活动，也可以是深入探索心灵或是比较抽象的主题活动。

摸沙或音乐的辅助都增加了更多的感觉通道，使无意识更容易被引发。特别是在引发后不马上设置具体的摆放规则，而是自己想怎么摆就怎么摆，这有利于维持个体被无意识所引发的情绪。组内分享之后，再由轮值组长决定是否要重新摆放，摆放的规则也由轮值组长决定。

4. 摆放过程中的细则

（1）摆放时止语。包括非语言的交流，自己的沙具自己决定往哪里摆放。

止语保证了每一个小组成员的无意识能自然表达。

（2）莫动他人的沙具。下一个小组成员按轮次摆放后，前一个小组成员的沙具就不能再动，如果想动就要算一次动作（即减少一个沙具），并且任何人都不能触碰别人的沙具。莫动他人的沙具，不仅是为了保持界限，同时也保证了每一个人的安全，使每个人都能受到保护。

（3）组间分享讲故事。第一种方式是以自己的理解来讲小组创建的画面。因为刚刚接触无意识内容，需要有一个过程，特别是还要讲一讲别人的无意识，这并不是一件容易的事。因此，前几次主题操作基本上由轮值组长以自己的理解来讲自己小组创建的画面。大部分轮值组长会极力想讲完整，不遗漏任何一个细节，但当轮值组长连续为3个以上的小组讲解后，他们就逐渐按自己的需要来讲解了，整合其他小组成员的一部分无意识内容成为自己的意识内容。

第二种方式是以第一人称来讲解小组成员共同创建的画面。带领者在讲解一些主题沙盘，如积极心理品质主题或是阴影原型回收环节时，要求轮值组长用第一人称来讲，希望通过这种方式由轮值组长整合小组的无意识，从而促进意识容器的扩大。这种方式需要轮值组长能够区分出别人与自己的无意识内容，同时对其他成员的沙具故事具有共情之心，才能把别人的无意识内容也逐渐内化为自己的。因此，带领者通常会在第四次操作之后对轮值组长提出这样的要求，不可急于求成。

第三种方式是以第三人称来讲自己的故事。阴影是人类共有的原型，对人有极大的影响，认识它、接纳它就是与自己和解，也更能接纳其他人。心理学工作者能接受自己的阴暗面，就更有意识接纳不同的人，这不仅促进了共情能力，同时也促进了人格的成长与发展。但阴影往往是在同性别的人身上投射出来的，因此在呈现阴影的沙盘操作中要有一个逐步的认同、接纳过程。在设置上要求先把呈现的阴影用第三人称陈述，最后再用第一人称来回收它、整合它。

以上这些细节的设置，一方面保证小组所有成员安全感的建立与维护，有了安全与保护才能更好地成长；另一方面是慢慢让轮值组长获得更多的权力，而这种进阶式的权力获得设置，给予每一个小组成员成长的机会，即有了意识容器扩大的可能，这样才能分清彼此界线，接纳其他人不同于自己的表达，从而整合自己的无意识。

六、团体沙盘心理技术核心理念的个案操作

沙盘心理技术的无意识水平工作的特点，使其有了更强大的适应性。我们不仅可以用结构化的团体进行无意识水平的工作，也可以在此理念下进行个体沙盘工作。在多年的工作实践中，我们总结出一些个案实践方案。

1.个案的基本操作框架（如图7–1）

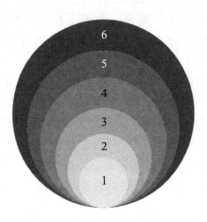

6.自由且受保护的空间

5.参与性的观察

4.陪同性的探索

3.包容性的守护

2.不干扰来访者做沙盘

1.以来访者为中心，不强迫来访者

图7–1　个案的基本操作框架

2.个案的基本步骤

第一步：沙盘师邀请来访者做沙盘；

第二步：介绍沙盘，并告知沙盘操作时间（儿童40分钟，成人50分钟）；

第三步：由来访者选择座位，并与他保持90度；

第四步：沙盘操作可以从挑选喜欢的沙具或摸沙开始；

第五步：告知来访者选择沙具、摆放沙具都是自由的，且分享中也可移动、增加或减少沙具；

第六步：带着关爱与陪伴，开始沙盘工作；

第七步：等待来访者完成他的创作，并与他一起对沙盘中呈现的无意识进行探索；

第八步：总结和评估此次沙盘操作，给来访者留作业，结束沙盘。

3.个案的指导语

每一个来访者都是一本书，一本书既有相似的内容也有极大的不同。因此，以下的指导语仅供参考。

（1）针对儿童的指导语。告诉儿童：“游戏时间是40分钟。在这个时间内你可以在沙盘里做你想做的事情。你可以说话，也可以不说话。如果你有什么要帮忙的可以告诉我。当你做完游戏了告诉我一声。我会一直在旁边陪着你。”

沙盘师找一个合适的位置坐下来，观照儿童的整个游戏过程。如果儿童把沙子往外撒，要慎重对待。可以用手或者东西挡住，用行动限制儿童的行为。

（2）针对青少年或成人的指导语。一般青少年或者成人对沙盘会有疑惑，他们会问：“这个沙盘对我有用吗？有什么作用？”沙盘师可以跟来访者这样开始：“沙盘会告诉我们一些曾经经历但已经忘记的事情，在沙盘操作中可以发现自己的问题出在哪里，知道了原因对我们解决问题会有帮助的。"

"我们每一个人都有解决自己的困惑或问题的能力，不过这常常隐藏在我们的察觉之外。沙盘心理技术真的有助于找到解决方法，你想要在今天试试吗？"

"我最近也帮人解决了与你类似的问题，当他创造一个沙盘世界时，就可以让答案自然地浮现。"

4.摆放结束后的指导语

每一个来访者表现的状态不同，因此以下指导语不能涵盖所有的个案场景，仅供参考。

（1）针对儿童的指导语。

"我们一起来看看你的沙盘？"

"这里发生了什么？"

"可以给我讲一讲这里发生的故事吗？"

"这里有你吗？哪一个沙具代表你？"

儿童的沙盘是一个动态沙盘，儿童不会像成人一样谈感受，让他讲故事也有一个慢慢的过程。

（2）针对青少年或成人的指导语。

"摆完了吗？你可以随时调整。"

"感觉如何？"

"能说说你的世界吗？"

"最喜欢哪里（哪个沙具）？"

"想跟我分享这个故事吗？"

5.儿童沙盘的陪伴与工作

儿童一般会在动态中游戏，他或许会边摆边告诉你他在干什么，或自言自语。这时可以问他："你摆的是什么？可以跟我说说吗？"

也许儿童会问你"这是什么？"你可以反问："你认为它是什么？"

几次之后，可以要求他给沙盘画面命名，或讲一个故事；儿童的语言功能弱，但他们会专注于游戏，游戏是一种表达，"表达即治愈"。

6.沙盘个案中的共情

"通过你的画面和你刚才的分享，我感受到了……（抓住一些重点复述来访者的故事）"

"你刚才在讲到……时，我也能体会到你当时的情绪和感受，是……（情绪），我能想象到你当时的处境。"

"你刚才的分享，让我也想起我的……（自己的故事）"

7.带着来访者再深入感受无意识

"（来访者讲了他的感受之后）你那些感受很重要，这些感受是怎么来到你身边的呢？你是如何与这些感受共处的呢？"

"你刚才说了……有了几次，你能再具体说说吗？"

假如来访者跑题了，请在恰当的时候说："我们回到沙盘中，看看这个画面你还能感受到什么？"

"你可以闭上眼睛，此时跳到眼前的画面是什么？把你的注意力放在这个画面上，你可以看着它做一些想象。如果你愿意可以边想边说，也可以不说，并同时感受它。"

8. 希望帮助分析他的沙具的成人来访者

"这是你拿的沙具，你静下心来看，你拿的这些沙具想表达的是什么？"

"你今天摆出来呈现的画面重点想表达什么？"

"在你刚才的分享中，你认为你拿的沙具象征着什么？"

"你对这个（些）沙具再进行一些感受，看它还可能向你诉说什么？又有什么新的提示？"

9. 不想表达的来访者

"这是你建造的沙盘，我们一起感受一下？能跟我说说吗？"

"刚才我注意到你第一个拿的是这个，第二个是这个，然后逐渐完成了这个画面，当时的想法是什么？"

"我注意到你刚才在摆放过程中有一些移动，那时的想法是什么？"

"我想你一定是有感受的，如果不想跟我说，我尊重你，我们默默地感受就好。"

每一次提问之后，都留出时间让来访者思考并回答，如果他实在不想回答，陪他坐着就好。

10. 带着来访者转换视角看问题

"你可以站起来从不同的角度来看看你的沙盘画面，你有没有什么新的感受？"

"如果从这个视角你怎么看这个问题？"

"增加沙具（减少沙具）后你有什么样的想法与感受？"

第三节 其他心理疗法的融入
加强了治愈力量

团体沙盘心理技术具有高度的包容性，在具体的实施过程中，我们融合了许多心理学流派的思想及疗法，诸如催眠、音乐、格式塔、叙事、家庭治疗、焦点、螺旋心理剧、绘画、舞动疗法等，使沙盘团体的治愈功能更强。同时，团体沙盘心理技术也是其他疗法可借鉴和应用的心理工具。

一、团体沙盘心理技术中的积极心理学及其应用

1.积极心理学思想

20世纪末，美国宾夕法尼亚大学的心理学教授马丁·塞利格曼和其他学者发起了名为积极心理学的思潮运动，这是心理学领域的一场革命。积极心理学是关于积极的情绪、积极的人格特质、积极的组织与文化的科学研究，它的根本目的是增加人类的幸福，促进社会的繁荣。

积极心理学的兴起为21世纪的心理学领域带来了新的思潮。因为二战以来，心理学过度强调心理疾病的治疗，忽视了普通人如何生活得更美好，遗忘了如何培育与生俱来的天赋。长期以来，心理学关注疾病模式表现在三个方面：第一，使人觉得自己是受害者及有问题的人；第二，忘记正常人的生活及发展的模式；第三，聚焦"你有什么问题"而不是"你有什么好的地方"。由于过分关注人类心理消极的一面，很多心理学家几乎都不知道正常人怎么在良好的条件下获得自己应该有的幸福。积极心理学的三重意义是：反疾病模式的心理学；研究人心理的积极方面；用积极的方式解释心理问题并获得积极的意义。

中国文化中的积极心理思想也是团体沙盘心理技术的重要理论依据。如"人之初，性本善"（《三字经》），相信"心外无物""心外无理"，"心"不仅是万事万物的最高主宰，也是最普遍的伦理道德原则，只有向内求才能"致良知"（王阳明的心学），自己内心的感受和想法变了，世界就变了，从而达到"知行合一"。

2.积极心理学的应用

我们在团体沙盘心理技术中吸纳了这些积极的心理理念及方法，这也正契合了荣格的"每一个人都有成长与发展的内驱力"的积极态度。因此，一方面我们要求基本的工作态度就是"带着关爱与陪伴"，用欣赏、爱、支持的力量化解一切。另一方面，我们在主题设置上要求在沙盘团体的建设初期，一定要使用积极正向的主题或是主题前加积极正向的定语，如快乐的童年、一次被温暖的记忆、温暖的家等主题。以积极心理品质为核心的主题，则以积极人格特质理论研究出的6大类24种积极心理品质为理论基础进行设置。如"你曾做过最勇敢（善良、乐观……）的一件事"，以便加强参与者对自己的积极心理品质的认可；"我最棒""你最棒"等通过自己的觉察和对别人的赞美，更清楚地认识自己的积极人格力量及身边的积极资源；"心怀梦想""幸福时刻""宽恕""感恩""信任""合作"等主题的应用，为每一个参与者带来了积极力量。当以这样的积极主题进行沙盘团体工作之后，参与者都能感受到满满的幸福感，再回看自己的困惑与冲突时就会觉得"那都不是事"。再一方面，我们在

小组内讨论和进行案例督导时，强调坚持"四不二重"原则，用欣赏的眼光来鼓励每一个参与者，看到并肯定他人做得好的地方，同时要分清界限，一个人看到不足的地方仅是个人的看法。

二、团体沙盘心理技术中的格式塔疗法及其应用

1.格式塔疗法

格式塔疗法是一种以现象学为指导的存在主义治疗方法，其总体目标是认识自我、外在世界以及自我与外在世界的联系，最终促进个体全身心地投入到此时此刻的生活，并能根据当前的需要做出创造性的调整，保持个体健康和活力。格式塔的理念：第一，人都有能力处理好自己的事情，心理治疗鼓励来访者主动承担责任，发掘个人的资源和潜能；第二，人应该将注意力聚焦在此时此刻，而不应僵化地固守过去不再有效的适应模式；第三，使人积极地面对现实并健康成长的一个重要手段就是帮助他完成未完成事件，以排除过去未完成事件在此时此刻对他的干扰。

2.格式塔疗法的应用

在团体沙盘心理技术的核心理念中，有几点与格式塔疗法的理念一致。首先，坚信自己是自己心灵问题的专家；其次，坚信"相信"的力量，不仅要相信沙盘的治愈力、相信团体的凝聚力，还要相信每一个人都有积极向上的内在力量；最后，提出"知行合一"的理念，做到在沙盘活动中反复练习、觉察，进而处理好过往的心理情结，达到心灵成长。

团体沙盘心理技术在应用过程中强调对当下的觉察，在开始阶段就要求成员感受当下。感受包括三方面的内容：一是对当下情绪的觉察，二是对身体的觉察，三是在前两者基础上对脑海中出现的意象、回忆画面和想法的感知等。这其中也蕴含了格式塔疗法中重视内部、外部和中间三个区域的觉察，包括主观感受、思维、情绪、想象、记忆和期待等内容。同样，我们要求沙盘师在工作过程中及工作结束后及时觉察并反思，这同格式塔中"觉察"及"自我督导"相似。我们要求沙盘师在一次沙盘团体（个体）工作结束后，对照工作过程进行反思，实施自我督导。

沙盘心理技术被称为"醒着的梦"，沙盘作为针对无意识工作的心理学技术，就是要引导来访者运用积极想象去感受一幅幅沙盘作品、一个个沙具、一个个沙盘情景，来访者通过感受自己呈现、体验、领悟的这些心灵内容，达到治愈的作用。格式塔疗法也十分重视关于梦的工作，在其应用过程中会邀请来访者并用现象学的方法倾听来访者的梦，让来访者用现实的语气讲述梦境，建议来访者用非语言的方式表达梦境等方法来对梦进行深入的探索。

格式塔疗法也极其重视人本主义的个人中心治疗，主张关注来访者，认为

 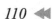

沙盘师的重要工作任务之一就是帮助来访者识别生活中的各种支持资源，通过自我加工、使用自我负责的语言、认同自身体验、坚持自我对话、发展支持关系等方法，来帮助来访者梳理自己周围的有利因素并加以利用。团体沙盘心理技术在应用过程中要求沙盘师或带领者给来访者提供一种"自由且受保护"的空间氛围，目的就是要给来访者创造一种积极的治愈因素；同时团体沙盘心理技术在主题设置上，使用积极正向的主题，从而为每一个来访者带来积极正向的力量。

三、团体沙盘心理技术中的叙事疗法及其应用

1. 叙事疗法

叙事疗法是受到广泛关注的后现代心理治疗方法，它摆脱了传统心理治疗中将人看作问题的治疗观念，透过"故事叙说""问题外化""由薄到厚"等方法，使人变得更自主、更有动力。叙事疗法的"叙说"是一个后现代的概念，很多思想家所认为的更广义、更有意义的"叙说"是一种思考人类生命和知识本质的方式，也就是我们现在所熟知的"后现代主义"。根据后现代主义理论，诠释意味着人们并非依据生活的本来面貌理解世界，而是通过先入为主的概念理解世界。

叙事疗法的开创者认为，人们对自己叙说的生命故事包括理解世界、选择生活方式、自我认同有着最深远的影响。叙事疗法在实践中协助人们描述问题，扩展看待问题的视野，通过提问改写生命故事中的隐喻，进行叙说与再叙说等，帮助来访者通过叙说来拓展自己生命的宽度，进而从更高的视角来重新看待自己和这个世界。

2. 叙事疗法的应用

团体沙盘心理技术通过在分享沙盘故事之前用摸沙、冥想、观察沙具、触摸沙具、感受沙具、创造沙盘画面等方式来反映心灵深处的无意识内容（包括情结与原型）。当下的沙盘、沙具、沙盘画面犹如一个个无声的故事元素，诉说着团体沙盘参与者的心声，这为之后在沙盘情境中开展访谈或互动打下了良好的、具有画面感的基础。

在团体沙盘心理技术的实践中，沙盘师引领大家在小组内以"四不二重"的原则，创建一种包容、支持的氛围，为每一名成员敞开心扉来分享内心故事打下基础。在团体沙盘心理技术的分享环节，一般每一名小组成员根据主题依次摆放完自己的沙具后，就开始围绕自己拿取的沙具、摆放完成的沙盘画面讲述自己的沙盘故事。经常有很多成员在活动结束后向沙盘师兴奋地反馈，很多几乎已经忘记的往事重新出现在脑海中，出现在语言表达中，出现在生命故事中，故事也更加丰富，甚至很多过去忽略的细节也在不经意间回忆起来。很多

内心的困惑、挫折也开始在分享中（如叙事疗法中的外化问题）表达出来，而且正是因为有"四不二重"原则的保护，使每个人重获自由，面对"自认为非常严重的问题"能够重新觉察并思考，也通过别人的分享看到了不同的视角。因此，每一个人开始采取全新的视角来审视内心深处的心灵内容，用全新的方法来应对。问题的呈现也铺陈出合作之路，让小组成员能够在同一阵线中共同努力克服问题。在一次次沙盘故事的讲述中，不仅讲述者对自己有了新的理解，听者也深受启发，同时沙盘故事在一次次讲述中有了新的意义，治愈作用由此产生。

在沙盘实践过程中，沙盘师会邀请来访者为故事命名，命名的目的是尽可能协助来访者重新取得对生活的控制感，在讲述完更多细节故事后，来访者会被邀请再对故事重新命名（也许有新的命名）。这些操作的目的就是要不断探索故事的全貌，使沙盘师和来访者对故事的多样性和复杂性保持觉醒，避免过度简化。沙盘师鼓励来访者增加叙说的丰富性，帮助来访者进行更广泛和深入的探索，进而使难以表达的伤痛的经历能够被看见、被听见，并使来访者正视和反省自己的行为。在沙盘团体实践中，沙盘师也会在主题沙盘活动中邀请活动的参与者为共同创作的沙盘画面命名或重新命名，这样操作的目的就是要让沙盘画面意义更加丰富，促进参与者思考；同时促使活动的参与者在感受的基础上让无意识的内容意识化，进而扩大意识容器。

在团体沙盘心理技术操作中还有一种设置，即在一些主题下不仅自己讲故事，也将其他人的故事当成自己的故事来讲。这如同叙事疗法中的"对局外见证人叙说支线故事"，当自己的故事被"局外人"叙述时，就有了不同的视角及感受，这个过程会带来更多的附加价值。这不仅能够进一步拓展故事的广度和深度，还能在他人提问和反馈的过程中反思自己的表达方式和内心流动，同时也联系这个故事与现实中自身的关系，从而有所感悟，使故事的主人与其他人都获得了收获与成长。

另外，后现代主义认为所有的知识都是暂时的，受到社会政治影响并且与社会权力相关。人们应该对所谓的"真理"或"真相"始终抱有谨慎的态度。他们不认为专家的知识等于真理，而人们也从未拥有专家的知识。人们必须时刻带着全新的角度思考，并且谨记我们的已知是不全面的。因此，在团体沙盘活动中，如果小组初步建立起安全感并且熟悉基本操作流程，往往设置轮值组长，把更多的权力交给轮值组长，强化来访者的主导作用。沙盘师用开放的心态及开放的问话，让每一个人发现他自己的生命能量，而不是沙盘师试图用自己的投射去解释来访者呈现的画面。沙盘师的责任就是将沙盘内呈现的生命故事、情感冲突、矛盾问题交给小组、交给沙盘、交给团体，沙盘师做一个见证者、陪伴者、引领者即可。务必相信团体的力量，相信沙盘的治愈力量，相信每一个人成长的内驱力。

四、团体沙盘心理技术中的正念疗法及其应用

1.正念疗法

正念疗法产生于1979年，由美国麻省理工学院卡巴金博士创立，使用冥想、正念、治愈的方法来帮助人缓解压力。他的著作《多舛的生命》阐述了如何利用身体和心灵的智慧来面对压力、疼痛和疾病。这本书被视为正念心理治疗的里程碑。人的态度因素是他和他搭档研究的重点，这些因素包括：不判断、忍耐、初学者心态、信任、不争、接纳、以当下的状态看待事物，以及放下。在实际应用中，引导来访者聚焦于当下，观察自己的内心正在想什么，不去解读，也不要投射内容。

2.正念疗法的应用

团体沙盘心理技术中借鉴并融合了正念疗法。如在摸沙冥想环节要求来访者把注意力放在手与沙的接触和呼吸上。沙盘师在引导来访者时可以说："请调整好呼吸，慢慢闭上眼睛，并把双手放到沙盘的沙子中，可以用摸、抓、握、捏、捧等自己喜欢的方式来处理沙子，跟随着手的感觉让自己的心静下来，默默感受你此时的情绪、身体各部位的感觉，同时感受大脑中此时可能会有的画面。"在摸沙唤醒时，来访者可以按照自己的呼吸频率做深呼吸并注意自己的呼吸，同时要求呼吸的时候有意识地想象着大地、自然界、宇宙的精华随着气流进入自己的身体，随后让自己的情绪慢慢平静下来。另外，团体沙盘心理技术始终强调自我向内感受，如通过一个沙具、一个沙盘画面、别人的一句话等去察觉自己的情绪，去感受身体的什么部位有什么样的感觉，同时去感受大脑中可能有的诸如回忆、憧憬等画面。感受就是向内觉察自己的无意识，从而见得本心。

神经学家席格阐述了正念的5个方面和它们的作用：一是对内在体验不作反应；二是观察、注意、关注感官的感觉、知觉、思维和感受；三是有意识地行动而非自动地反应；四是专注而不受打扰；五是用语言描绘而不贴标签，不评判自己以及不指责负面情绪。他引用了反省和元认知。

正念疗法能够帮助人们通过平静的冥想培养有益健康的思想，避免有害的思想，激发起人们更大的活力。因而无论在团体还是个体工作中，沙盘师要坚持"四不二重"的工作原则并且注重"感受"，从在无意识层面开展工作，转而向个人心灵深处寻求内心的力量，一个崭新的阶段由此开始。在具体的工作中沙盘师要引导来访者进行自我觉察、自我认知、自我沟通、自我教育、自我成长，引导他们描述当下的感觉而非理性地评价自己。同时沙盘师在工作中要坚持"守护""积极倾听""等待""感受""默默欣赏"等工作过程，这些都包含正念理念与操作。这样做的目的是要让所有来访者从高速奔跑、纷纷扰扰的

现实生活中慢下来，转换到一种觉知的状态，即从原来的积极向外探求转为向内心体悟的状态，摒弃向外投射然后搭建起新心理模型，寻求解决问题的新方式。从而更好地通过感受无意识，从无意识中寻找成长的力量，为治愈心理情结打下坚实的基础。

五、团体沙盘心理技术中的音乐疗法及其应用

1.音乐疗法

音乐是情绪的艺术，大量的实验已经充分证实，通过音乐的刺激能够引发广泛的生理反应，包括心率、血压、脑电波、肌肉收缩、神经内分泌等生理变化。音乐语言的抽象性和模糊性使音乐本身具有了象征性意义，就像梦的性质一样既抽象又具体，使其能避开自我意识和理智的控制，直接和与无意识相关的低级中枢相连接，真实地表达或宣泄无意识里的情感和冲突。通过音乐，为来访者提供了新的解决冲突、释放焦虑的合理方式。因此，音乐疗法也是团体沙盘心理技术的融合技术之一。

精神分析学派的音乐治疗研究认为，各种音乐的体验形式有可能成为探索个体自身无意识释放模式的一种媒介。有主题或无主题的音乐，一方面能释放个体内在无意识的能量，另一方面也暴露其无意识层面的防御及阻抗机制，并从中获得自我内省和成长的机会。

2.音乐疗法的应用

团体沙盘心理技术采用接受式音乐治疗的形式。在进行沙盘团体活动时，可以在摸沙过程中加入放松的音乐或冥想音乐，这种非语言技术的特性，使大脑中的内啡肽释放量倍增，再加上人对沙的触觉，可以让来访者感受到愉悦，降低来访者的阻抗，这对建立良好的咨访关系起到了非常好的作用。

另外，在进行一些沙盘主题操作前，通过播放有场景描述功能或情感情绪功能的音乐，或与主题相关的歌曲来引入主题，起到了激发无意识感受的作用。动听的旋律是激发无意识感受的重要因素，而歌词的意境及韵律更增加了带入感。

音乐疗法的目的是通过带有情绪指向的音乐体验，激活个体在潜意识中出现的碎片材料，把其中某些重要的碎片做一些澄清处理，再经过音乐治疗师与个体的引导与分享，让本我被压抑的冲动、愿望以及超我造的内疚、遗憾有机会充分地暴露出来，以便音乐治疗师在治疗后期帮助来访者做深入的处理。沙盘正好可以把碎片材料形象化地展现出来，为后期做深入的处理提供可见的形式。

但在音乐疗法过程中，工作主线仍旧是团体沙盘心理技术，音乐只作为辅助引导手段。

六、团体沙盘心理技术中的游戏疗法及其意义

1.游戏疗法

英国赫伯特·威尔斯的《地板游戏》奠定了游戏疗法的基础。玛格丽特·洛温菲尔德受到此书的启发，出版了她的著作《童年游戏》，她认为游戏本身即使没有解释，也能起到治疗的作用，游戏本身是心理治疗与治愈的因素与源泉。这是洛温菲尔德对"游戏王国技术"的洞见，她被誉为游戏疗法的先驱。多拉·卡尔夫在洛温菲尔德的游戏王国技术基础之上，注入了荣格分析心理学理论，并命名为沙盘游戏。因此，团体沙盘心理技术蕴含着游戏意义。"成人的语言是字词，而儿童的语言可能是游戏。"游戏往往是孩子童年时期人格发展和社交技巧修炼的全部过程。

所有沙盘实践者都知道，当儿童一走进沙盘室，没有人告诉他们要如何玩，他们一下子就会拿小玩具在沙盘里摆放了，如果没有时间限制，他们会玩一整天。而成人进了沙盘室一般会问："这怎么玩？"通常他们认为这些都是小孩子玩的。但当他们真正投入进来之后，内在的儿童原型力量被调动，他们也会玩得很投入。

儿童中心游戏疗法源于人本主义的个人中心治疗。儿童中心游戏疗法认为儿童总是在交流，不一定用言语，也可以是用他们的身体、他们的游戏和他们整个人。儿童中心游戏治疗师注重与儿童之间的温暖、亲密关系，以此来促进儿童的发展，加强儿童的自我概念。儿童中心游戏治疗师兰德瑞斯认为，通过一种非评价性的治疗关系，必须向儿童传达四个方面的信息，即"我在这里""我在倾听""我理解你""我关心你"。而在比埃克斯勒的《限制即治疗》一文中，他强调如果没有限定也就没有安全感、界限感和保护感。沙盘心理技术让来访者在沙盘里自由地表达，同时沙盘的边界、游戏时间设置、具体操作流程也是有限定的，"自由且受保护"的空间也体现了儿童中心游戏疗法的思想。

2.游戏疗法的意义

我们在关于团体沙盘心理技术的工作过程中提到"以游戏的心态积极、认真、用心参与"，同时也注重游戏的意义。很多应用实践者反馈，他们试图让孩子们静下来，按步骤进行，但孩子们不会安静，也不愿意安静，沙盘课是他们最喜欢的课，是"唯一喜欢的课"。其实孩子的心智、语言能力未发展到能够恰当地表达他们的思想、情感的水平，因此他们就在动态的游戏中表达情感，表达发生过什么，也表达解决的方法。对儿童来说，没有哪个心理工具比沙盘游戏更能表达内心情感及内心问题了。孩子们在这个游戏中触及到成长中未被满足的需要及"创伤性的经历"，在沙盘中通过游戏表达和释放这些负面情绪，重新建立新的神经连接，治愈就发生了。而对成人来说，游戏虽然不是

主要的交流和表达手段，但它可以唤起成人内在的童年时的体验，降低心理防御，在轻松的游戏中感受到自我创造和自我实现的力量，同时也宣泄内心压抑很久的情绪，并使内在的冲突有了解决方法。

在团体沙盘工作过程中，我们还提示沙盘师在工作过程中要"默默欣赏"，这其中包含两个含义。其一，在来访者进行游戏的过程中，不分析、不解释、不评价、不判断，默默地"倾听"来访者用沙具诉说的可能连他自己都不明晰的内心声音，同时欣赏他的勇敢；其二，在结束时，对呈现的画面沙盘师也要默默地欣赏，不加入任何的价值观，保持中立的态度，认可来访者建造的沙盘就是当下最美的沙盘。

在沙盘团体中，我们进行了角色设置与游戏规则设置，使团体游戏在这些结构化的设置中有了安全的保证，使游戏得以顺利进行，并最终完成教学目标。

席勒说：只有当人充分是人的时候，他才游戏；只有当人游戏的时候，他才完全是人。美国儿童游戏治疗师劳伦斯·科恩的著作《游戏力：笑声，激活孩子天性中的合作与勇气》的书名，就足以说明游戏的力量。

第八章
沙盘团体带领者的专业学习与技能成长

沙盘团体带领者担当的角色是见证者、支持者、陪伴者、教育者、训练者等；其基本职责是创造自由且受保护的空间，调动团体成员积极参与，引导沙盘团体成员适时参与，提供恰当的解释，创造融洽的分享气氛等；秉承"四不二重"的工作原则及工作态度，同时在工作中以游戏的心态积极、认真、用心参与，带着关爱与陪伴，守护、观照，积极倾听和等待，默默欣赏，用心感受，必要时真诚参与分享。成为一个合格的沙盘团体带领者要经过不断成长的过程，以上的要求中不仅有对专业技能的胜任力要求，也有保证专业胜任力的人格成长要求。

第一节　沙盘团体带领者的专业学习之路

团体沙盘心理技术是中国本土化的、独具操作理念的一门心理技术，它不仅可以利用团体的形式实施沙盘心理技术，也可以进行一对一的工作。因此沙盘师需要进行专业的学习与实践成长，一个沙盘团体带领者需要在专业技能方面进行系统的学习。

一、递进式学习与实践

团体沙盘，是一项心理技术，沙盘师在学习理论的同时，更应该注重实操能力的学习与训练团体。团体沙盘心理技术的学习是一个递进的过程，而且需要脚踏实地地进行，任何跨越式的、跳跃式的想法都不可取。

1.团体沙盘心理技术专业培训的特色

（1）注重沙盘师个人的递进成长。团体沙盘心理技术是以无意识为工作方向的，因为无意识深埋在意识之下，有并不被意识所接受的特性，所以了解无意识，掌握无意识水平的工作就要有一个递进过程。不然，沙盘师就容易在沙盘工作中分不清是自己的问题（情结）还是来访者的问题，使沙盘工作陷入僵局或失败。因此，我们除了要在团体情境中、在练习掌握沙盘操作方法中培养沙盘师，同时也要解决和处理沙盘师的个人成长问题。我们先通过结构式团体体验的方式，让每一个沙盘师互为镜照对象，互为学习榜样，从而使他们能在团体情境中处理自己的个体无意识情结，先让自己成长。再通过课后实践及在中级团体中学习，进一步触及更广、更深的无意识，从而进一步成长。到了高级团体，沙盘师再触及更深一层的阴影等情结的处理，以加强共情能力的训练。因此，随着逐级的培训与实践沙盘师得到快速、稳步的成长，越来越能在沙盘工作中及时觉察来访者，同时也能保持价值中立，并且增强自我反思能力。

递进式成长的意义在于：我们通过体验式的学习加强沙盘师对自己无意识的感受与认识，并在逐步深入感受自己无意识的同时，掌握基本的沙盘操作方法；在团体情境下通过互助学习，进行多层次的意识与无意识的沟通和对话，更加有效地、快速地扩大意识容器，这不仅促进了沙盘师本人的人格成长，同时也使沙盘师体验到不同来访者的成长路径；我们在培训后要求沙盘师进行一定课时的实践并对其督导，进一步加强沙盘师学以致用的可能与机会，使其在专业方面的成长成为可能。

（2）体验式的浸润学习。团体沙盘心理技术从初级到高级的培训都采取在结构式团体中"互动＋体验＋分享＋操作＋督导"的形式，体验式学习的时间占70%以上。因为技能的学习不是单纯靠理论来掌握的，所以我们遵循美国心理学家、教育学家约翰·杜威的"从做中学"思想，使学员在体验中掌握这门技术。这就像一个好厨师绝对不是靠背菜谱练就而成的，而是在备料、调料、控制火候和时间等方面不断精进而成的。心理咨询工作是做人的心理工作，尤其沙盘是针对无意识进行工作的，如果连沙盘心理技术是如何治"病"的过程都不知道，就更没有办法使用沙盘心理技术来与来访者共情，为来访者服务。因此，我们设计的培训课程一方面由理论引领，另一方面把理论与操作方法用结构式团体体验的方式进行教学，使学员在体验中成长与学习。

（3）以积极心理学为导向。为来访者带来福祉是心理工作遵循的基本宗旨，沙盘师以团体的方式进行无意识水平的心灵深处的工作，更要在保证每一个来访者安全的情况下进行有效的心理工作。因此，我们把积极心理学作为重要的理论指导及操作指南，我们相信，内在积极的品质及积极的力量一旦被激发与调动，一定能成为个人成长的积极资源。团体沙盘心理技术工作容易看见个体中的积极人格品质和集体无意识中的积极原型力量，并使之上升到意识，成为意识的一部分，这就会改变个体的认知体系，从而改变个体的行为，使他主导自己的现实生活。因此，在沙盘团体初级阶段的结构化主题中我们都要求沙盘师使用积极正向的词语，如"美丽的""和谐的""美好的"等，同时在中级培训（或一个沙盘团体发展的中级阶段）中沙盘师更要加强以积极心理品质为主题的操作训练。由此看出，团体沙盘心理技术把积极心理学的思想贯穿始终。

（4）融合多项心理技术为沙盘团体增效。沙盘团体不仅借鉴了结构式团体辅导方法，同时也在具体操作中融合了催眠方法，关注当下内心感受的正念疗法，关注此时此刻的情绪、身体、大脑中的画面等感受的格式塔疗法，通过分享故事、给故事命名来帮助来访者的叙事疗法，通过寻找例外让来访者看到自己的积极资源的焦点解决短程疗法等。这些心理疗法使沙盘团体的工作更加有效。融合并不是简单地相加，而是把这些心理技术的理念及方法融入团体沙盘心理技术的操作设置中，使每一个来访者在沙盘无意识水平的工作中获得最大化的成长。

2.从团体操作到个案操作的课程设计思路

无意识水平的工作并不是一件容易掌握的工作，这其中关键的一点是沙盘师如果没有很好地处理自己的情结，就很容易因为沙盘师的反移情把无意识水平的工作变为投射判断性无趣的说教工作，使沙盘工作无效甚至引起来访者更强烈的防御。

有很多刚学习完的沙盘师在进行一对一个案后报告说，他们在工作中尽力使自己坚持"四不二重"原则，但心里的活动太多，特别想说又不能说，不能很专心地陪伴来访者，内心撕扯着，消耗了许多内在的能量。这类沙盘师如果没有被及时督导或没有进行个人的体验学习，就会陷入自己的情结和思绪中，沙盘工作就变成了他的负担。因此，我们设计了由沙盘师先带动（参与）一个成长互动小组的活动，在小组沙盘活动中与小组成员一起处理自己的情结，使沙盘师获得成长；体验之后再进入中级学习，带领多个小沙盘团体，并且逐步过渡到一对一的工作模式中，课下仍带领或参与互动成长小组活动，进一步使自己成长；到高级学习时再处理自己深层的情结并对"来访者"（小组其他成员扮演此角色）有更多的理解，熟练掌握一对一的工作模式。这种技术操作层面的成长是可行的，十余年的培训也已经证明这种培训方法比较有效。

3.团体沙盘师递进式培养计划

（1）培养目标。具体有以下几个方面。

① 理论方面：沙盘师要了解并熟悉沙盘心理技术的基本要素、基本理论、基本设置及基本操作；掌握团体沙盘心理技术的核心理念；深入了解并掌握荣格分析心理学中个体无意识（情结）、集体无意识的理论；理解团体沙盘心理技术理念下的自我成长模式、积极心理学理论及其扩大意识容器的意义。

② 技能方面：沙盘师能熟练掌握并应用一般性主题、积极心理品质主题的一个团体及多个团体的带领操作；熟练掌握一对一沙盘操作，能连续应用团体沙盘心理技术理念解决个体心理问题。

③ 成长方面：沙盘师能通过团体沙盘心理技术的应用，掌握意识与无意识之间的沟通方法，培养起基本的个体无意识觉察能力（感受性）。深入理解个体无意识，认识和感受集体无意识及其原型，使个人意识容器达到一个新的水平。

（2）理论课程。具体包括以下几种。

团体沙盘心理技术的核心理念；

沙盘心理技术的历史、内涵、基本理论及基本操作；

团体沙盘心理技术理念下的自我成长模式及沙盘团体带领者的素质教育；

团体沙盘的意义、类型、操作方案要点与实施；

沙盘心理技术的一对一工作设置与操作；

分析心理学视角下的团体沙盘治愈因素；

团体沙盘心理技术理念下的团体与个体操作常见问题及应对策略；

分析心理学中的原型、原型意象与沙盘心理技术；

分析心理学视角下的移情与共情等概念与沙盘心理技术；

分析心理学视角下的阴影原型作用及阴影原型测试；

沙盘画面的美学赏析与主题延伸；

临床视角下的来访者评估与诊断路径。

（3）实操课程。具体包括以下几种。

沙、沙具等基本要素的体验与操作；

一般主题及积极心理品质主题的操作体验；

沙盘情境下沙盘师处理内心情结并自我成长的体验与操作；

沙盘情境下的个案概念化过程中的积极思维导向训练；

团体沙盘情境下对原型意象的感受与理解；

团体沙盘心理技术情境中移情与共情的体验与讨论；

沙盘情境下自卑情结的出现与处理；

沙盘情境下对阴影原型的测试、呈现与回收；

沙盘一对一操作中移情与共情的练习及其咨询技术综合练习；

沙盘案例中出现的问题与解决方案讨论；

沙盘结束时的技术操作分享。

二、不断丰富自己的理论知识及相关技术

卡尔夫在创立沙盘游戏时，把荣格分析心理学、中国文化作为重要的理论基础。理论指导实践，同时实践也会不断让我们理解理论，对理论的学习是一个不断丰富与领悟的过程。另外，人本主义思想、积极心理学思想、团体心理辅导理论及其他融合在团体沙盘心理技术中的理论与方法都需要沙盘师边学习边成长，使自己具有丰富的理论知识与实践能力，提高自己的工作胜任力。

三、在督导下进行临床实践

接受督导是沙盘师专业成长的重要途径。新手沙盘师一定要在督导下进行临床实践，这样会使专业成长更有方向性。沙盘师接受督导能为团体成员带来

 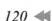

福祉，因此要以积极的态度看待新手沙盘师，要给予其支持和鼓励而非批评或找毛病。

第二节　沙盘团体带领者（含沙盘师）的技术成长之路

沙盘团体带领者的人格特质是决定沙盘团体结果的重要因素之一，但仅仅依赖这些特质是不够的。沙盘团体带领者必须掌握沙盘团体特定的基本咨询技术。其中，对一名合格的沙盘团体带领者而言，发展多元化的技能是必须的。技术是可以训练的，但恰当地应用某一项技术需要实践的经验，这也是一种艺术。

以下是一些必要的技术，我们仅做一一介绍。这些技术在具体的应用过程中可能是重叠的，也可能是单独的，也可能是连续的，也可能在一次沙盘团体工作时用上一个或几个技术。

一、团体沙盘工作中的基本技术

1.建立安全感技术

让在不同文化、不同环境下成长的每一位沙盘团体成员在同一时间获得满足的安全感是不太现实的。但建立安全感是沙盘团体带领者工作中非常重要的一环，沙盘团体带领者要时时把建立团体安全感放在第一位。如根据不同的文化可以组织一些破冰活动让成员快速认识，适度地展示自己来营造安全感，坚持"四不二重"原则来建立安全感，坚守职业伦理来保证安全感，遵循结构化、操作化设置维护安全感，进行团体保密宣誓守住安全感，鼓励开展感受分享、读书分享、团体活动等小活动增加安全感，等等。

2.包容技术

包容，在团体沙盘心理技术工作中既是一种人格特质也是一种技术要求。成员在沙盘团体工作中产生的无意识感受及无意识内容的呈现是千人千面、形形色色的，这是对沙盘团体带领者的意识容器的考验。"大肚能容，容天下难容之事"不是会表达就能做到的，而是沙盘团体带领者在不断地体验与成长后的能力体现。不论成员表达了什么，用什么合乎伦理及法律的方式表达，沙盘团体带领者都能处事不惊，默默地陪伴着，与大家一起成长。如某成员不遵守规则，扬沙子、埋沙具甚至摔沙具，沙盘团体带领者应把这些行为视为无意识的表达，而不是制止甚至批评。最重要的是可以把这些行为作为小组讨论的话题，进行无意识的探索。

3.尊重技术

尊重如同包容一样，既是一种人格特质也是一种技术要求。无论来访者是什么性别、职业、年龄、身体状况、观念等，对任何一个来访者都以尊重的态度对待他们的表达。有一些新手沙盘师会辩解：明明他说得不对，为什么不去纠正他呢。尊重技术有一个基本态度：感受是没有对错的。感受决定信念，信念决定态度，态度决定行为。感受是此时此刻个体基于当时的环境、事件及他自己对此事件的情绪、身体感觉等。沙盘师并不是当事人，所以无权对那时那刻的感受提出异议或指导。当来访者分享他的感受时，沙盘师遵循"四不二重"原则的同时，也要做到积极倾听、默默欣赏和耐心等待，尊重来访者的感受。当沙盘师能尊重成员的无意识感受时，就等于给其更多的时间、空间与胆量允许让他回顾那时那刻的感受，让他有可能结合此时此刻重新整合那时那刻的感受，从而弱化那时那刻的感受，也许就改变了信念，从而改变了态度及行为。另外，作为沙盘师一定要明辨"对"与"错"是依据什么标准，如果不是"公理"，就需要沙盘师解决自己的个人议题。

4. 积极倾听技术

积极倾听要求全心全意地关注他人。这不仅是字面的意思，它包括理解话语内容，注意手势、声音和表达方式的微妙变化，以及感知潜在的信息。首先沙盘师要识别有哪些事物正在分散自己对讲述人的注意力，这样就能够有针对性地改善自己的倾听技术。分散注意力的可能情况有：关注某些沙具代表的意思；考虑下面的问话该说什么；过分关注自己的角色，或关心自己看起来怎么样；判断和评价自己有没有把自己放在别人的位置上；听到讲述人所讲的内容"不正确"；等等。同其他技术一样，积极倾听存在着程度上的差异。成熟的沙盘师对来访者的言语、身体语言、手势、语言习惯以及声调等变化非常敏感。如一位妻子谈论丈夫是如何温暖她，但她的姿态是僵硬的，甚至眼圈也微红。听到与看到的姿态不一样，沙盘师可以不带评价地描述所听到与看到的一切，让她自己来觉察。

5. 共情技术

善于共情的沙盘团体带领者能够感知到成员的主观世界。共情对跨文化群体特别重要。拥有此技术的沙盘团体带领者具有敏锐、关爱和开放的人格特质。为了给理解别人打下基础，沙盘团体带领者不仅具备丰富的生活经验，还对自己的情结做了很多处理。此外，沙盘团体带领者还能从成员的有声语言表达中觉察到成员细微的非言语信息的表达。完完全全了解他人正在体验的东西是不可能的，但有共情能力的沙盘团体带领者能感受得八九不离十。共情技术的核心在于既能包容地领会他人的体验，同时又能保持个人的独立性。

6. 支持技术

这要求沙盘团体带领者能分辨什么时候的支持是治愈性的，什么时候的支持是起反作用的。常见的错误是带领者在成员有机会充分体验冲突或者感受某些痛苦之前就给予他们支持。如看见成员眼圈红了，立即递一张纸巾；或是说

"你很勇敢，我们陪着你"等一些干预方式。这样干预的目的是好的，但会抑制成员原本的感受，带领者应当记住，太多的支持传达出来的信息是"你是没有能力支持你自己的"。其实，当人们正面临危机、正在冒险探索令人恐惧的领域、尝试建设性的改变却感觉没有把握，以及正在努力摆脱旧有的局限性的模式时，默默的陪伴与支持才是恰当的。例如，当成员在讲述她遭受家暴的经历时，有几名成员坐在离她很近的地方专注地倾听。之后她回顾时说她当时感受到极大的支持，他们让她感到不那么孤单。

7.示范技术

沙盘团体带领者最好的教育方法之一就是示范，如果沙盘团体带领者重视冒险、开放、坦率、敏感、真诚、尊重和热情，那么自己就必须表现出和这些价值观相一致的态度和行为。通过在团体中以身作则、亲自演示，沙盘团体带领者可以有效地培养成员的这些品质。沙盘团体带领者可以直接示范的一些行为包括：尊重多样性；恰当和及时地自我暴露；给予别人愿意听的、非防御性的、可接受的反馈；投入团体活动过程；以直接而关爱的方式挑战他人。成员与沙盘团体带领者之间的关系，可以为团体成员之间恰当的互动行为树立标准。

二、团体沙盘工作中的沟通技术

1.澄清技术

澄清技术在沙盘团体的初始阶段非常有应用价值，它包括聚焦关键和潜在的问题，厘清混乱和冲突的感受。如某成员："但愿我再也不会见到他（父亲）了。他总是伤害我。可当我有这样感觉时，我也挺难受的，因为我还爱他并且希望他可以欣赏我。"带领者："对你父亲又爱又怒，这两种感受同时存在似乎并不舒服。"澄清可以帮助成员厘清自己的感受，这样他最终就能体验到爱与恨，而不感到自责。然而，在成员能够接纳这种情感倾向之前，带领者可能不得不使用比澄清更有力的干预手段。

2.反射技术

反射技术依赖于积极倾听，是一种将他人所表达的内容的本质传达出来，并让对方看到的能力。许多缺乏经验的沙盘团体带领者发现，他们和成员的多数互动都局限在简单的反射上。当成员继续表达时，这些带领者就继续给予反射。然而，极端的反射可能是没有多少意义的。如某成员："今天我真的不想参加团体活动了。我觉得厌烦，我认为这几周我们没有任何进步。"带领者："你不想来参加团体活动，是因为你感到厌烦，以及你认为你没有取得任何进展。"实际上，这名成员已经向带领者提供了非常丰富的素材，带领者既可以用个人化的回答，也可以进行某种面质，或者邀请对方和其他成员一起审视团体中正在发生什么。在反射的开始可能是有价值的，但如果只停留在这个水平就令人十分乏味。带领者如果这样回应，可能更好："听起来你对从团体活动中得到收获没有什么信心。"也可以这样："当你说到你不想参加团体活动时的心情如何？你认为团体的进步应该是什么样子？如果你来带领团体，怎样做才让团体更有进步。"

3.解析技术

解析，是对成员的某些行为或症状进行大致的解释与分析。指导性强的沙盘团体带领者可能会经常使用解析技术，如果解析得有道理并且时机恰当，也许会帮助成员走出死胡同。在沙盘团体操作过程中，"看破不说破"是沙盘团体带领者首选的方法，也带着成员深入地探索重要时机，带领者需要带着成员来感受、解析成员的行为。另一种做法是，沙盘团体带领者依据直觉进行解析，然后请成员评估其真实性。如带领者可以这样陈述并解析："小李，当团体里有人谈到痛苦的事情时，我注意到你总是先去安慰他。这样做对你来说意味着什么呢？我觉得这种做法会中断对方的情感体验和探索。"在解析时，带领者还必须考虑文化背景因素，避免错误地解读成员的行为。例如，某个成员的沉默可能与文化有关，并非是一个不信任或者阻抗的信号。因此，如果不在文化层面上理解此行为就可能产生简单的误判，也可能是一个错误的解析。

4.提问技术

提问，是沙盘团体带领者应该掌握的技术。第一，要进行开放式提问，让成员有更多的探索空间。第二，在两个提问之间要留出思考的时间，轰炸式的提问很少能带来建设性的结果，反而常常分散成员的注意力。如一名成员因被问到"你刚才提到了你外婆，你可以再详细说说外婆在你成长中还做过哪些事情吗"的问题后，他一定正在体验着内心强烈的感受（许多微表情会证明这一点），可能会有5分钟甚至10分钟的沉默。这期间的等待是非常重要的，而一些新手沙盘团体带领者大概1分钟都等不及了，又开始提问。怎样的问题能够起到强化体验的作用，这类问题的例子有："当你谈到孤独时，你感觉身体出现了一种什么样的变化？""在团体中，你是怎样体验这种害怕和被拒绝的感受的？""一旦对整个团体暴露了自己真正的问题，你想象之后会发生什么呢？""你不能信任一些成员，你是怎样解决这个问题的？""父亲的赞许对你来说意味着什么？"这些开放式的问题可以引导对方强化此刻的觉察。带领者需要加强提出这类问题的技能，避免提出使人远离自我的问题、无效的封闭的问题、追溯行为原因的问题、探究个人信息的问题以及"为什么你感到沮丧""为什么你不离开家"等这样的一些问题。第三，我们一直坚信"提问者都是问题的专家"。所以，有成员问"我这个沙具代表什么"带领者可以用反问的方式回答"这是你拿的沙具，你觉得它们与你什么有联系呢"或是"你感受到了什么呢"或是"你拿这件沙具想表达什么，对你的意义是什么"，以使成员对自己的无意识进行深入探索。但反问不是直白生硬的回击，"这个代表什么你最清楚""你拿的沙具你要自己分析"等回答不要使用。

5.面质技术

新手沙盘团体带领者往往害怕面质团体成员，因为他们担心这会伤害到成员，会犯错误或者招致反击。当成员的行为破坏了团体的功能，或者当他们传达的言语信息和非言语信息之间存在不一致时，恰当的面质的确需要一些技巧。在面质成员时，带领者应当做到：第一，指出具体的行为，避免贴标签。如一个成员总是拿着手机一会儿一看，其他成员分享时，他也不看着对方，坐的位置也偏离团体。如果用贴标签来面质就是："我看你离其他成员很远，你没有认真参与进来。"而如果是指出具体行为的面质，可以这样问："我看你在其他成员分享时也看手机，似乎手机不离手，而且坐的地方也远了一点，不知道你此刻的感受是什么？是什么原因让你看起来不能专注于此？"第二，让这位成员分享对其他成员行为的感受。例如，某位团体成员在活动中总是特别安静，所以小张一直在针对她。带领者可以这样干预："小张，与其告诉她应该发言，不如让她知道她的沉默是怎样影响你的，你愿意这样做吗？"

三、团体沙盘工作中的管理技术

1.促进技术

沙盘团体带领者可以促进团体的活动过程更好地开展，所要做的工作是：尽可能多邀请一些成员进行团体互动，即使是那些不友好的成员；积极地建立安全和包容的氛围；帮助成员克服障碍，与大家坦率地沟通；协助成员开放地表达他们的恐惧和期待；鼓励和支持成员探索个人化的问题或尝试新行为，鼓励成员彼此进行直接交流，开放地表达冲突和争论。使用促进技术的目的在于帮助团体成员实现他们的目标。

2.联结技术

重视和强调成员之间交流的沙盘团体带领者，经常使用联结技术。使用这种技术要求带领者具有洞察力，能找到某种方式将成员正在做或说的事物与其他人的关注点联系起来。例如，小美正在描述她的感受：她不会被爱，除非她是完美的。如果丽玫曾经表达过类似的感受，带领者就可以邀请小美和丽玫在团体中互相交流这些感受。敏感地捕捉和发现成员之间某些共同的关注点，带领者就能够促进成员之间的交互作用，提高团体的凝聚力。恰当的提问也可以促进成员之间的联结。如"还有人有过和小美相似的感受吗？""还有谁被小美和丽玫之间的交流触动？"

3.制止技术

沙盘团体带领者有责任制止团体成员的某些活动，如评价、判断、提问、调查、指导、说闲话、侵犯他人隐私、打击信心等。制止有助于建立团体规范，在团体的初始阶段，这种干预尤其重要。这一技术要求带领者学会在制止反建设性行为的同时，不能攻击人格，带领者要做到既敏感又坦率，及时提醒并制止不恰当的行为。

4.建议技术

沙盘团体带领者提供建议的目的是帮助成员寻找思维和行动的替代选择。建议的形式有许多，如给出信息、要求成员完成一项具体的家庭作业、要求成员进行他们自己的行为实验，以及协助成员从一个新的角度审视其所处的环境等。带领者还可以让成员互相提供恰当的建议，虽然建议可以促进成员发生改变，但一定要注意不能太随意地给出建议，因为建议可能会缩短成员探索自我的过程。建议和"开处方"之间有一条清晰的界限，技巧在于要使用建议去促进个体发展，提高独立决策的能力。如来访者："我不知道如何与男同学打招呼？"带领者："你刚才的想法很有建设性，如果你主动打招呼会怎么样呢？（停顿一下）这只是我们的设想，不妨自己试一试，就知道结果了。"

5.总结技术

当一次沙盘团体会谈开始，成员签到及交流后，总结是特别有用的。当沙盘团体过程陷入停滞或支离破碎时，总结也往往有助于判断下一步的方向。如有几名成员表示他们希望能着手处理某个特定的个人问题，此时带领者可以指出这些问题的共同点，使这些成员联结在一起。

在每一次结束前，带领者也可以做一些总结，或者要求成员总结。如带领者可以说："在结束之前，我希望每个人都讲一讲今天参加团体活动的感受，并谈谈还有哪些问题需要在后面的活动中继续探讨。"最好先由带领者来总结，因为这可以为成员们的总结起到一个良好的榜样作用。

四、团体沙盘工作中的反思技术

1.评估技术

评估，不仅仅包括识别症状和分析行为的原因，还涉及评定某些行为问题和选择恰当的干预方式。例如，带领者判断一名成员有愤怒的情绪，此时他必须考虑的是鼓励这名成员"释放积愤"是否安全和恰当。同时评估技术还包括带领者要判断一个特定的团体里是否匹配一名特定的成员。为此，带领者需要掌握必要的专业知识，为特定成员进行合适的转介。

2.评价技术

对正在持续发展的团体的工作过程和动力进行评价，是一项重要的指导带领技术。每一次团体会谈结束之后，带领者都应该认真地评价在这次会谈中发生的事情，无论这些事情发生在个别成员身上还是团体成员之间。带领者还要思考在下一次团体活动中要使用哪些干预措施。带领者应当习惯性地提问自己："沙盘团体正在产生哪些改变？""沙盘团体中治疗性和非治疗性的力量各是什么？"

带领者有责任教授成员如何进行评价，这样他们就能够自己评估团体动态和发展方向。整个沙盘团体共同评价了一次会谈或者系列会谈之后，团体成员就能决定他们是否需要改变以及如何改变。例如，带领者和成员都认为此次团体活动整体上十分被动，这时带领者就可以说："今天发起的活动让我觉得有很大的负担，我也感觉到你们总是等着我做些什么让你们活跃起来。我希望你们每个人都能认真地审视自己的行为，思考你愿意为这次沙盘团体活动承担什么程度的个人责任。然后思考你打算通过哪些具体行动来改变这个沙盘团体？"

3.结束技术

沙盘团体带领者必须学会什么时候结束以及怎样结束对个体和团体的工作。带领者需要发展相应的能力来判断和宣布一次会谈应当何时结束，何时一个成员可以做好准备离开一个团体，何时一个团体可以结束工作，并且带领者需要学习如何处理各种类型的结束工作。在每一次活动结束时，带领者可以创造一种氛围，鼓励成员在两次活动之间及下一次活动之前继续工作，这种做法可以让成员受益良多。为了帮助成员真正地结束某次团体活动，带领者可以使用如下技术：① 建议成员将在团体里学到的东西迁移到日常生活中；② 帮助成员解决离开团体时可能会出现的心理问题；③ 安排一个继续深入工作的团体；④ 告诉成员可以从哪里得到额外的咨询；⑤ 在团体结束时，成员可以和带领者一对一交流。如果带领者想了解这个沙盘团体工作的效果，那么后续跟进和评估活动是特别重要的。

五、团体沙盘工作中一些特殊情况的处理技术

1.针对轰炸式提问

有一些成员在团体中会不断地问一些问题，有时是几个问题一起问，并要求带领者回答。带领者可以要求成员进行直接的陈述，表达出是哪些想法和感受促使他们提出这些问题。带领者可以说："你的提问很好，让我们有了思考，我的建议是：第一，连续的提问让我没办法一下子回答那么多问题；第二，我想请你回顾一下，是什么样的想法和感受让你想问这些问题。"

2.针对分析、判断别人

免不了会有成员分析、判断别人，这时带领者要及时问该成员"你对这事（该成员的分析）是怎么感受的"。

3.针对说闲话

如果有成员和别人谈论在同一空间里的另外一个成员，带领者可以要求此成员直接与他谈论的对象说话。带领者可以说："我们的时间有限，要让每一个人都有说话的机会，请聚焦问题来谈论。"

4.针对讲冗长故事

如果有成员在讲冗长的故事，带领者可以干预，并要求这名成员"请讲讲这些故事与你当下的感受和问题有什么联系"。

5.针对破坏信任

成员可能会在无意中谈起另外一个团体发生的情形，或者提到以前参加的团体的类似情况，带领者应当坚定而温柔地制止这类发言，可以说："请只谈与本沙盘团体有关的事情。"

6.针对侵犯他人隐私

如果有成员想要给另一名成员压力，调查其个人信息，带领者必须制止该行为。可以说："请谨记我们的保密誓言。"

第三节　沙盘团体带领者的专业伦理学习之路

心理咨询工作是一个专业的助人过程，是一项严谨、专业、高标准的工作。咨询师在咨询过程中的态度、一个小小的举动、一句不经意的话语都可能对来访者产生重大的影响。个案咨询尚且如此，沙盘团体工作要面对更多的人，所以对沙盘团体带领者的要求更高。因此，专业伦理永远都是心理学工作者的行动准则，沙盘师也不例外。虽然团体沙盘心理技术把有关沙盘师的胜任力、咨访关系、保密、知情同意等伦理内容都通过团体沙盘操作设置体现出来了，但仍需要沙盘师参加专业的伦理培训，并把《中国心理学会临床与咨询心理学工作伦理守则》作为日常必读内容和工作的纲领性文件。

在沙盘团体工作中有几个需特别注意的专业伦理问题，具体内容如下。

一、沙盘团体成员的知情权

团体成员在决定参加团体之前有权知道他们将要做什么，以及团体目标、团体工作程序、基本活动规则、活动次数、活动时间、保密协议等内容，并且也有权知道沙盘团体带领者的胜任力。同时沙盘团体带领者也要告知成员他们的权利和要承担的相应责任，以及保密、遵守规则等义务。

二、沙盘团体带领者与成员的关系

带领者与成员应该保持专业的关系界限，不能和成员产生双重关系，如性关系、朋友关系、亲属关系，并与成员进行个人或社会性的交往等。否则会就破坏带领者客观和专业的判断。

三、沙盘团体带领者要保持价值观中立

在沙盘团体工作中，带领者要有意识地保持价值观中立，尽管这在实际操作中很难，但带领者要时时觉察自己。当自己的价值观与成员不一致时，带领者可以表达出来，但不一定要坚持自己的观点，要尊重成员与自己的不同，而不是隐藏或认为不存在分歧。尊重每一个成员的价值观立场有助于他们进行成长的选择，尝试改变自己。最合乎伦理的做法是，沙盘团体带领者看到这些不同并且帮助成员明确他们的价值观。

四、心理技术的合理应用

虽然团体沙盘心理技术可以包容其他技术，但在具体的沙盘团体带领过程中，带领者如果想借用其他心理技术促进成员变化并推动成员探索和互动，一定要有理论与实践依据，而不是滥用或试用，把团体成员当成试验品，损害成员身心健康。

五、沙盘团体结束后的伦理问题

沙盘团体工作结束后，带领者仍需遵守专业关系界限，遵守保密原则，妥善保管咨询资料，接受督导时的保密等。

第九章

沙盘团体带领者的人格成长与发展

在沙盘团体工作中，带领者就像交响乐团的指挥一样，是整个团体的灵魂，常常能引领团体发挥最好的效能。这个效能与"指挥"的人格魅力是分不开的。在团体带领者的培养过程中，我们始终把带领者的人格成长作为一个重要的课题在课程中体现并实施。而团体沙盘心理技术就是针对无意识进行工作的，带领者需进行沙盘体验，营造沙盘意象，引导沙盘参与者进行心灵深处意识和无意识之间的持续性对话，由此激发治愈过程中人格（心灵与自性）的发展。

第一节　良好的人格特质对沙盘团体的影响力

人与人的交往有时候是意志力之间的对抗，不是自己影响别人，就是被别人影响。美国成功学家拿破仑·希尔说：在别人的影响下生活着就等于被别人的意志给俘虏了，这样的人即使再优秀，也不会登上一把手的宝座。影响力本质上就是一种控制力，是一种让人乐于"接受"的控制力。它以一种潜意识的方式来改变他人的行为、态度和信念。它来得悄无声息，等你察觉时，早已被它俘获（催眠）了，而人格魅力决定影响力的深度与强度。

一、沙盘团体带领者的人格特质的重要性

很多人认为团体心理辅导就是带领者领着大家讨论与活动，非常容易；或是认为有足够的理论知识和经验就可以；还有一些人认为，只要有一些娴熟的活动技术，带领团体也没有问题。但是，团体心理辅导的研究者们一致认为，

整个团体心理辅导过程中，最重要的并不是带领者的学位、资历、理论和技巧，而是带领者本身的人格特质和修养，这会直接对团体产生影响。尤其沙盘团体是进行无意识水平的工作，更要考虑沙盘团体带领者的人格特质。以我们多年带领沙盘团体的实践经验可以证实美国心理咨询专家帕特森的观点，他曾指出：治疗的关键不是带领者做些什么，而是他是谁。因此，沙盘团体带领者应该关注的不是要为来访者做什么，而是自己是个什么样的人。

台湾著名团体心理咨询专家吴秀碧也做了关于团体带领者的人格特质对团体形态影响作用的研究，如表9-1所示。

表9-1　团体带领者的人格特质对团体形态的影响作用

团体带领者的人格特质	对团体形态的影响作用
成就动机	正向影响
适应性	正向影响
敏捷	正向影响
专业权威	正向影响
有吸引力	正向影响
外向	正向影响
自信心	正向影响
情绪平衡	不确定
有朝气	不确定
能照顾人	不确定
反应快	不确定
支配性	负向影响

二、沙盘团体带领者的人格特质的维度

团体带领者是一个什么样的人，这是影响团体成功与失败的最重要的变量之一。在樊富珉、何瑾共同编著的《团体心理咨询的理论、技术与设计》一书中认为，团体带领者应具备的人格特质包括两个层面：第一是"人"的层面，除了心理平衡、成熟、了解自我、接纳自我，同时要有良好的自我觉察能力，且人格健全；第二是"关系"层面，对人际交往感兴趣，即有良好的人际关系能力，在与人相处的过程中，要有同理心，待人诚恳、温和，尊重他人，同时又是自我开放和宽容的。

很多学者对团体带领者的人格特质有研究，并取得了研究成果。——罗列成功的带领者的所有特质是比较难的，达成一致则更加困难。因此我们参考玛丽安·施纳德·柯瑞和杰拉尔德·柯瑞合著的《团体：过程与实践》一书中关于团体带领者特别重要的一些人格维度并在此做一一介绍，以此为参照来评估团体带领者在各个方面的发展程度，如表9-2所示。

表9-2　团体带领者的人格维度及相关描述

人格维度	描述
勇气	勇气是沙盘团体带领者关键的人格特质之一。它体现在：带领者偶尔表现出脆弱，容许犯错误和不完美，敢于尝试新的方法与新的生活方式；面质团体成员，而又在冲突时和他们"在一起"；依据信念与直觉行事；投入感情，愿意被成员触动，利用自己的经验去理解他人；反思自己的生活；以一种关爱与尊重的方式坦率而真诚地与别人交流
榜样示范	塑造成员理想行为的最好方法就是以身作则，在沙盘团体中亲自示范。通过带领者的言行和言行所传达的态度，可以建立起团体的规则，如开放、严肃、接纳他人、尊重不同的价值观和愿意冒险等。期待成员做什么，自己就要放下所谓的权威（职业面具）去做什么
在场陪伴	和团体成员在一起的能力特别重要。在场陪伴意味着沙盘团体带领者被成员的痛苦或快乐触动，但同时也意味着带领者不被成员的痛苦所淹没。带领者也可能被一些成员激起愤怒或是产生痛苦、悲伤、内疚或幸福感，通过密切留意自己的反应，在情感上与成员共情。这并不意味着带领者一定要谈论那些给自己带来痛苦或愤怒的经历，它只是表示带领者要容许自己体验到这些感受，即使只是一小会儿，之后再调整好自己的状态回到团体中来
真诚和关爱	沙盘团体带领者必须把关心成员的福祉放在首位。沙盘团体带领者的主要工作是帮助成员得到他们想要的，而不是妨碍他们。"带着关爱与陪伴"包括对人的尊重、信任和认可人的价值。团体带领者关爱某些成员可能会觉得特别困难，但这正是能意识到自己无意识的机会，感受哪一类是自己喜欢的，哪一类是不喜欢的，可以了解自己投射在成员身上的无意识内容
相信团体及过程	相信沙盘团体的凝聚力及治愈力量对带领者非常重要，这与最后的团体成果相关。如果带领者对自己做的事情都不相信，不信任团体中的治愈力量，怎么能带好这个团体。因此，带领者应坚定而有力地相信团体及团体中的每一个人，这就有力地吸引着团体成员，成为团体工作动力的源泉
开放	开放意味着带领者要进行足够的自我暴露，让所有成员了解带领者是一个什么样的人，但这并不指要暴露个人生活的方方面面。如果带领者能恰当地对成员分享自己的反应以及对团体的感受（必要时真诚分享），就能培养起团体成员相应的开放精神，使成员也能更开放地交流他们的感受和信念，促进团体发展。但须注意的是"开放"不是试图引诱成员讲出他们的"秘密"，也不要在每一个成员分享后都插入自己的"分享"，这不仅占用时间而且也流于形式。开放，也不应该用技巧，它应该是在必要时自己的真诚分享
非防御性地应对批评	坦诚地应对批评与开放性有关。如果带领者希望继续从事心理咨询工作，那么至少要敢于接纳不完美的自我。如果带领者很容易感受到威胁和不安全、对负面评价敏感、依赖赞许等，那么就会在履行沙盘团体领导职责时遇到很多问题。带领者对团体中提出问题甚至指责的成员应持感恩的态度，关键是要非防御性地与团体成员一起探索批评背后的需求及感受。一方面考虑到提出问题者一定带有无意识的投射，另一方面真诚应对提问是促进或鼓励成员大量尝试新想法与新行为的最好方式

人格维度	描述
觉察自己的文化背景	如果带领者真正了解自己的文化背景对成长、言行等的影响，就能够理解其他人的世界观。压抑或褊狭的文化不仅影响着带领者，而且影响着团体成员，这种狭隘表明人们对源自不同文化背景的人缺乏尊重并且内心产生复杂的冲突。如果一个人了解自己的文化背景，并了解自己的价值观会受到社会环境及文化的影响，那么就能以此为基础，理解那些在许多方面和自己不同的人的世界。如果带领者真正尊重团体成员之间的差异并开放地向他们学习，那就很可能赢得他们的信任
愿意寻求新的经验	通过识别和努力解决自己生活中的问题，来了解人类面对的普遍问题，这对沙盘团体带领者是很重要的。如果带领者从未体验过孤独、快乐、痛苦或不确定性，那么就无法理解成员所经历的痛苦。虽然带领者不可能直接经历每一个成员苦恼的每一件事情，但也一定有类似的经历，也产生过类似的情绪。因而在工作中可以利用自己的情绪体会成员此刻的情绪。对成员共情的基础是要对自己生活中的痛苦经历保持接纳，而不被痛苦打倒。带领者能带领成员走多远，取决于带领者愿意自我探索多深。沙盘团体带领者必须坚持个体心理体验（咨询）
个人力量	个人力量不是指控制或操纵成员完成带领者的目标，相反，个人力量是知道自己是谁、知道自己需要什么的带领者的一种动力特征。这种力量包括自信心、坦诚等品格。这些带领者的生活就是在表示自己的信仰——知行合一，不能泛泛谈论生机勃勃的生活有多么重要，而自己的生活又是另外一个样子。有力量的带领者随时随地在释放热情和能量，通过自己的行动散发着活力。充满能量的人很坦诚，愿意承认和接纳自己的弱点，并不耗费能量去骗自己或在别人面前刻意掩饰。相比之下，缺少能量的人需要自我防御并回避自我认识。真正有能量的带领者在成员过于理想化地评价自己时，一方面坦然承认自己的确在促进成员改变的工作中发挥了作用；另一方面特别强调成员自己在其自我成长中的那份功劳
耐力	团体带领工作既可能是令人激动和充满活力的，也可能是负担沉重和消耗精力的，有时一次工作前后会让团体带领者思考多时。同时在工作中要始终保持清醒的头脑及情感的投入。因此，带领者需要有生理上和心理上的耐力，以及在整个团体过程中顶住压力、保持活力的能力。要注意觉察自己的能量水平，并想办法不时地加以补充。在沙盘团体工作之余，最好还有其他资源能帮助带领者充实内心，如个人咨询师、督导师等。如果带领者的能量补给大部分依赖于所带领的团体的成功程度，那么带领者有可能因团体不够成功而处于自我否定与自我认可的矛盾中。如果工作的对象多是挑战性较大的团体，那些期待成员产生显著变化的带领者往往会对自己感到失望，以致于失去继续下去的信心
自我觉察	心理工作者的核心特征之一就是自我觉察，觉察内容包括个人同一性、文化观念、目标、动机、需要、专业局限、个人所长、价值观、感受和问题。如果带领者对"我是谁"以及将来想"成为谁"（自我意识）的问题没有明确的回答，那么将无法推动成员的自我觉察。带领者要做的是觉察自己的个性特征；觉察自己为什么选择这份工作；觉察自己对团体成员的喜好程度；觉察自己带领沙盘团体会满足哪些需要。带领者要注意反思、觉察自己和团体成员之间的相互作用，就能从中获得关于自我的丰富信息

第九章　沙盘团体带领者的人格成长与发展

人格维度	描述
幽默感	虽然心理工作是一件严肃的事，但也涉及人性的许多幽默的方面。如果带领者能自我开解，并能幽默地看待自己的人性弱点，那将会使自己与成员保持一种平衡的视角，避免制造"心理低压"。有时为了释放紧张，团体的确需要笑声和玩笑。这种释放不应被视作逃避，因为真正的幽默本身就具有治愈性。如果带领者能享受幽默，并将其有效注入沙盘团体辅导的过程中，那么就拥有了无价的资源
创造性	用富有新意的、创新的方式带领每一个沙盘团体，是沙盘团体带领者最重要的特质之一。如果一成不变地使用团体沙盘心理技术或程序化的表述，不仅是带领者，团体成员也会感到乏味与倦怠。因此，沙盘团体带领者在团体的互动启发下应有新的创造，如在不偏离团体目标的情况下使用新的方法，运用一些新的操作使沙盘体验更有趣，这样团体成员的参与热情会更高
个人投入与责任	成为一名优秀的沙盘团体带领者意味着要有理想，明确生活的意义与方向，这对带领沙盘团体有直接的帮助。如果带领者相信团体的价值并且深刻地理解团体赋力于个体的方式，那么将更能度过团体发展的困难时期。如果带领者拥有一种指导的视角，就能协助成员聚焦主题，在激流暗涌时仍能和团体成员继续前行在航道上
谦恭	成为一名沙盘团体带领者还需要有谦恭的品质。这要求带领者开放地对待成员的反馈和想法，愿意探索自我。谦恭并不是自我贬低，谦恭是盲目自大的对立面。带领者要学习心理科学并了解每一个成员的生活经历，不断学习本领域及相关专业的发展变化，参加研讨会。同时向每一个成员学习，他们是一本本生命教材

第二节　荣格分析心理学的人格研究

人格的成长与发展是终其一生的功课。各个心理流派对人格的研究从不间断，也都从自己的理论角度提出了人格结构，因而对人格的定义莫衷一是。弗洛伊德的精神分析学派认为人格结构为：超我、自我、本我。而荣格分析心理学派认为人格结构为：意识、个体无意识、集体无意识。在此重点阐述荣格有关人格的一些重要概念。

一、荣格关于人格的重点概念

1.人格是一个整体

荣格认为，个体的心灵是从一种混沌的、未分化的统一状态（婴儿）中开始的。在这之后，像一粒种子成长为一棵大树一样，个体的心灵也发展为一个充分分化、平衡和统一的人格。虽然完全的分化、平衡和统一的目标很难达到，但这正是人格发展所努力的方向。这种自我实现的努力和使人格臻于完美的努力是一种原型（自性原型），也就是与生俱来的先天倾向。没有一个人可以不受这种统一原型的强有力的影响。

2. 个性化

个性化是荣格人格发展理论的关键概念。他认为，人在生命过程中会变得越来越富有个性。一个人的意识逐渐变得富有个性，变得不同于他人，这一过程就是我们所说的个性化。个性化的自我能够对世界的各种知觉产生很高的鉴别力，能够领悟表象与表象之间的微妙关系，能够深入探索各种现象的意义。

只有通过自觉意识，人格系统才能进入个性化。教育的最终目标是使一切无意识的东西成为意识的东西——自觉意识。教育，是从一个人身上发掘出那些已经以萌芽的形态存在的东西，而绝不是用灌输知识来填补本来是空白的心灵。为了使一个人的精神得到健康的发展，就必须为人格的各个方面提供均等的机会去实现个性化。

在一个人的成长过程中，除遗传之外，父母、教师等是影响个性化发展的重要因素。荣格认为，在儿童时期，基本上反映的是父母的心灵内容。当今的情况是有一些父母对孩子过分关心和保护，存在代替孩子做决定的教育观念和教育方式，试图把自己的精神强加给子女，不让孩子获得广泛的人生经验。这就使青少年人格的某一方面被忽略或受压抑，或某一系统过分发展，从而造就一种褊狭的人格，这也是当下青少年心理问题较以往增多的原因。

孩子入学后，教师在学生个性化发展中的影响超过父母，大部分学生的心理也反映了教师的心理。教师的职责是注意和发现孩子在人格发展上的不和谐，并帮助他们加强和弥补精神中薄弱和不足的方面。但是，有一些教师也在人格发展方面存在问题，所以也很难在教育环境中促进学生人格发展，甚至会产生相反的影响。另外，在青少年时期，有一些父母仍然要影响孩子的发展，试图补偿或强化父母认为合适的人格特征，从而导致孩子在人格发展上的不平衡。

因此，个人发展中那些被忽略或受压抑的方面就会以一种不正常的方式表现出来，随时都会突破压抑的屏障。还有一些孩子没有自己的思想与价值观，戴着面具生活。

因此，在人格个性化发展中，一方面遵从社会规范发展成社会需要的人，同时也要不断完善自己、发展自己、成为自己，遵从内心的想法。

3. 人格的超越与整合

人格整合在荣格分析心理学中也是最重要的主题之一。人格是由许多不同的系统组合而成的，其中有些还是彼此冲突的，如人格面具与阴影就很难成为一个统一的整体。那么如何实现整合呢？

趋向整合的第一个步骤是人格各个方面的个性化；第二个步骤则受到荣格所说的超越功能的控制。超越功能具有统一人格中所有对立倾向和趋向整体目标的能力。荣格说，超越功能的目的是深藏在胚胎基质中的人格的各个方面的最后实现，是原初的、潜在的统一性的产生和展开。超越功能是自性原型得以实现的手段。同个性化的过程一样，超越功能也是人生而固有的。

个性化和整合作用是彼此分离的、并驾齐驱的，它们共同达到使个性获得充分实现这一最高成就。

荣格认为，遗传、环境等因素妨碍着人格和个性的实现，即充分的分化和充分的整合。因此，这就需要个体不断努力，通过一种方式不断觉察和认识自己，再接纳自己，向着超越与整合的方向前进。心理治疗师李孟潮道出了个性化与整合的途径：当你能越来越多地理解自己时，你就能越来越多地理解别人，当你能越来越多地接纳别人时，你就越来越多地原谅自己，从而成为自己。

4.退行

人格发展既可以沿着向前的方向进行，也可以沿着向后的方向回退。"力比多"的前行意味着自觉意识自动调节着现实环境与精神的需要，使它们彼此处于和谐的状态。而一旦来自外界的挫折打破了这种和谐，"力比多"就从环境的外部价值中撤回，转而投入到无意识中的内部价值上。这种返回到人早期生活阶段的行为方式被荣格称为退行。在遭受挫折的时候，人能够从无意识中找到解决他所面临的问题的方法，退行对调整一个人的精神是有好处的。荣格认为，无意识中同时容纳着个人和集体在过去形成的聪明智慧（集体无意识），个体从喧嚣的世界中退出来，使自己沉浸在一种宁静的冥想之中，以便有时间维持和实现人格的和谐与整合。许多拥有创造力的人都保持周期性的退行，以便通过发掘无意识的丰富资源，使自己获得新的活力。

当然，我们每天晚上都退行到睡眠之中，这时候心灵几乎完全与外界脱离而回归到自身，并制造出梦境。梦，是个体自身的心灵内在力量觉察到人格发展的障碍物，它提供解决障碍的方法，是个体成长与发展的有用信息。但大部分人对梦没有重视起来。

二、荣格关于人格发展阶段的论述

荣格认为，尽管人格的发展在人的一生中是一个连贯的过程，但在这个连贯的过程中却仍然存在着某些重大的变化和转折，这也是人们可以谈论所谓的人生的阶段。

1.服从本能的童年时期

童年时期，个体的全部精神生活都服从本能的制约和支配。个体完全依靠父母，生活在父母为他提供的精神氛围之中。因此，父母无条件的关爱及养育是这个时期的重点，这个时期也是人格形成与发展的奠基时期。童年后期，自我开始形成。一方面由于记忆延长的缘故，另一方面由于自我情结能量化和个性化的缘故，在自我情结周围集中起来的知觉就获得了人格的同一感。

2. 精神诞生的青年时期

"这种生理上的变化伴随着一场心理上的革命"，这是荣格对青年时期人格发展的一种比喻，他也称其为"精神的诞生"，因为这时候精神开始拥有自己的形式。这个时期本身就会有许多精神上的动荡，如果再加上童年时期不当的教育，青年时期就会产生更多的心理问题。

当青年人以旺盛的精力和激动的心情来证明自己的时候，这种精神上的动荡尤其明显。在整个青春期内，承受着问题和烦恼、决定与选择等压力，需要对社会生活做出各种不同的适应。因此青年人对父母或其他同龄人来说常常是不易被容忍的。第一，童年的幻想突然破灭，个人面临严峻的生活需要问题；第二，自身内心精神有困境（不完全与外部事物如职业问题、婚姻问题有关）；第三，性本能所导致的精神平衡失调，往往可能是由极端敏感和紧张所导致的自卑感；第四，固守和执着于意识的童年阶段，内心深处的某些情感（儿童原型）宁可始终停留在儿童的水平上，也不愿意变得成熟；第五，更多地从内向外转变，与外倾的人格有关，个体奋力开辟他在生活中的位置。由于以上这些情况，在青年时期锻炼和增强自己的意志力就显得特别重要。只有拥有坚定的意志力，才能在生活中做出正确有效的选择，才能克服已经面临和将要面临的无数障碍，才能满足自己和家庭的物质生活需要。

3. 重新调整的中年时期

人至中年，这时个体或多或少都能够成功地适应外部环境了。很多人认为，中年人在事业上已经站住了脚，大部分人结婚并有了孩子，并且积极参与公共事务和社会活动，除了偶尔有些挫折、失望和不满，中年人一般都在一种相对安定的状态中度过。但是，这时候个体的主要任务是围绕一套新的价值重新调整他的生活。从前用于适应外部生活的心理能量，现在必须将其投入到这些新的精神价值中来。"我是谁？""我现在生活的意义是什么？""我将来要干什么？"等问题不断地出现。这些精神价值从一出生就始终存在于人的心中，因为青年时期外倾的、物质的兴趣更多地受到重视甚至片面膨胀，而一直忽略和忘记了自己的精神价值。在这个时期，个体把心理能量从外转向内，这是人生的一次重大的挑战。这种能量的收回和价值的丧失在个体的人格中造成一种空虚，因此必须唤起和形成新的价值以取代旧的价值，从而填补精神的空虚。现代有人称为"中年危机"，大概就是这样一种情形。

新的价值应该在纯粹的物质考虑之外扩展人的视野，这是精神的视野、文化的视野。在这种时候需要通过静观、深思和反省而不是通过实际活动来获得人的自性的完善。对那些人到中年不再需要培养自觉意志的人来说，为了懂得个体生命和个人生活的意义，就需要体会自己的内心存在。

4. 回归童年的老年时期

荣格认为，老年类似于童年。老年人沉溺于无意识中，不断地考虑着"来生"，这个"来生"的个体，将要重新上升为意识。对老年人格的发展，荣格没有太多的论述。

第三节　分析心理学视角下咨询师的
人格成长与发展

人格的成长包括两种相互交织的趋势：一种是构成全部精神结构的个性化；一种是把所有这些结构统一为一个整体（个性）的整合作用。人格的成长过程要受到许多积极或消极条件的影响，包括遗传、父母的影响，以及教育、社会、年龄等条件的影响。人到中年的时候，他的精神和人格的发展会出现激烈的变化。这主要指由对外部世界的适应转向对内部存在的适应。

一、咨询师人格成长与发展的意义

无论是咨询师还是来访者，最终的工作意义都是促进人格成长。这也是我们从初级培训到高级培训一直强调的人格成长的重要意义。在体验式的、结构化的教学中，每一个学习者都在其中不断处理自己的情结，看到自己无意识的冲突与解决冲突的方式，从而使无意识内容成为自觉意识。一次又一次地扩大意识容器，就是把人格发展过程中被忽略或受压抑，或某一系统过分发展的那些部分补足及整合，从而使人格更加完善。

同样作为人，咨询师与来访者都需要人格的成长与发展。在自性化发展的这条路上，我们一直在努力。若咨询师做到人格成长，就会有耐心面对来访者。来访者能走多远，决定于咨询师的陪伴能力有多大。因此，作为咨询师除了进行专业技能学习之外，还要有自己的咨询师，在不断体验、成长的同时，使自己有能力陪伴来访者，也使自己的人格更加完善，快乐幸福地过自己的生活。

二、人格成长与发展的实践探索

我们以自己对深度心理学及中国文化的理解，勾画出图9-1，用于指导来访者和学员。图9-1是我们在人格成长与发展中的实践探索，比较实用，但仍没有完全涵盖所有心理流派关于人格内涵的表述，这仅代表笔者个人的人格成长理念。

1.人格发展的完整性与独特性

荣格认为，个体一出生人格就呈现出完整性，图9-1中最外圈的圆体现了个体整体的人格。而各心理学流派都认为自我及其自我意识的发展是人格成长与发展中最重要的部分，荣格说人的一生都在追求人格的完整性及独特性。所以，我们要不断地发展自我意识。

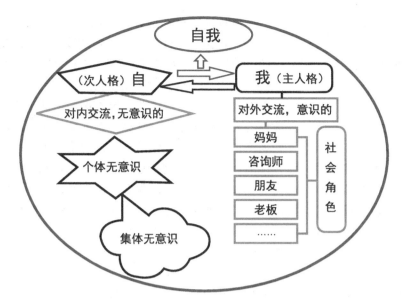

图9-1 理解自我结构图

2. "自"与"我"的内涵

为了能够理解"自我"的内涵，我们试图把"自"与"我"分开，以便更好地理解自我的调解作用。

（1）"我"的含义——意识的、主人格的。我们把每一个人的社会面以"我"相称，可以说，"我"是对外的交流角色，代表个体有意识的部分，是个体的社会角色，是人格面具的一部分，可称为主人格。比如，我们天天都会用一些角色来面对社会，如咨询师、教师、妈妈等。可以说，"我"呈现的更多的是个体对这些角色的社会认同，是个体力求用积极的品质来展现的角色。

比如，咨询师是价值中立的，具有包容、尊重、倾听、沟通、共情等能力，但实际上，即便是成熟的咨询师也很难每一次都能做得很好。咨询师常常被来访者的一句话、一个行为扰动，从而丢掉了这些基本的工作态度。不能对来访者保持价值观中立，往往会使工作陷入一种受阻碍的境地。

又如，教师是具有循循善诱、知性、有逻辑、博爱等优秀品质的，大部分教师都会按照这个角色来进行"自我"的塑造。但是我们都知道，很多教师担当这个角色时也常常被一些事件所干扰，对学生有了不同程度的情绪投射，不能让自己变得更理性、更博爱。

再如，妈妈要像大地母亲一般慈爱、包容和支持，但是很多时候妈妈对孩子会愤怒、焦虑、紧张等，甚至成为孩子眼中的"坏妈妈"。

（2）"自"的作用——无意识的、次人格的。是什么干扰主人格的稳定呢？荣格说，影响主人格稳定的是个体的次人格，次人格是个体的情结，因此我们就用"自"代表无意识的情结和次人格。

"我"在对外交流中，会遇到各种情形，也许别人的一个动作、一句话、外貌的某一个特征，还可能是一件物品、一种气味、一种光线、一个声音等都可能触动"自"的情结（童年时期因非性的亲密关系中有未满足的需要、未实现的愿望而累积下来的情结，这些情结也与原型相连）。这些情结一旦被触动，就产生了与情结连接的负面情绪反应，而这些情绪在心里的波动只有自己能体会到。虽然作为社会角色的人表面看起来没什么，但在负面情绪影响下的主人格就极其不稳定了。如老师正专注讲课，突然走进来一个迟到的学生，而且这个学生很不屑地大摇大摆地进入教室，这就触动了老师内在的曾经未被满足的尊重感及价值感。这种未被满足的感受就产生了负面情绪，这个情绪就影响了老师的思维，使其授课的语言连贯性变差。对这样的授课情况老师也不满意，焦虑、愤恨的情绪就更加强烈。老师的主人格被"自"的次人格影响得不稳定了，于是就大声叫住那个学生，但是这个学生仍然满不在乎，这就更激起了老师内在"自"的未被满足而连接的自卑情结（原型），自卑使"自"很无助，她更加愤怒。因此，老师此刻想借助身份的优势去实现"自"的愿望，至少让情绪有一个表达的出口。于是老师让迟到的学生对此进行解释，也让他对打扰课堂及无礼的行为道歉。可能这个学生也照做了，但老师还是带有情绪而偏离了教学内容，开始向全班同学讲自律、用功、未来、感恩父母等话题，此刻老师"我"的主人格已经极其不稳定了。为什么老师已经借助"我"表达了情绪，而情绪仍然产生其他效应呢？因为"自"是一个情结，是由无数相关类似的事件累积成的，学生的迟到和无礼像开关一样打开了老师的"自"情结，但这并不是情结的全部。因此，通过一种方式，了解"自"情结，看看它到底是因为什么需要未被满足，这样的无意识意识化工作，就是降低情结的自主性与干扰性的有效工作。

3.观照"自"，提高自我意识

荣格说"归根结底，决定个性化的因素往往是意识"。个性化的目的在于尽可能充分地认识自己或达到一种自我意识，即扩大意识容器。我们每天都有数不清的体验或想法，或是某种观念、某种情感、某些记忆、某些知觉，如果不被"自我"承认，就永远不会进入意识。自我具有高度的选择性，它类似一个蒸馏装置，许多心理材料被送进这个蒸馏装置里，但却只有很少一点被制作出来，达到充分自觉这一心理水平。

我们有意识地看到"自"中的那些或强或弱的内容，以扩大意识容器，提高自我意识，这是我们一生的功课。无意识在哪里呢？它在曾经意识到但已经被深埋于意识之下的、那些未被满足的需要、未完成的事件中，往往在现实情景下以情绪被触动而表现出来。因此，在日常生活中有人难受时，重要的是知道这个"难受"是因为什么需求没被满足，从而把没被满足的无意识需要的内容呈现出来，看到他曾经的样子。通过感受与认识，就可以把无意识转化为意识，扩大意识容器。

我们相信每一个人都有成长的力量，同时也一直在追寻内在的平衡。所以，有意识地去看内在的"自"是什么样子，它怎么样影响"我"，我们如何使它们平衡，这就是自我的力量与功能。如果自我意识强大，就能平衡得快；而自我意识弱，往往就可能会被强大的"自"所湮灭。因此，要不断地认识我们的无意识内容（自），使其扩充到意识领域，完善自我，使自我功能更加强大。

个体想促进人格完整发展，就必须时时觉察"自"的发生。"自"与曾经未满足的需要及愿望有关，是一个负面情绪的集结点，容易让人深陷于此，使人格发展缺了"边边角角"。因此，个体从"我"的不稳定状态中发现"自"的存在，就是用此时此刻去看那时那刻发生的情况，以扩大意识容器，并且在可能的现实条件下满足"自"曾经缺失的某些需要及实现一些曾经的愿望，为"自"解扣，使情结松动，不再固着于一些未完成事件。

这样无意识与意识进行沟通与对话的方式，可以在我们日常生活中进行。日常生活中我们可以抓住那些让我们难受的点，通过自己现实的成人身份（我）与那个难受的内在的"自"进行沟通与对话，看看需要的是什么。如果是简单的吃喝等生理需要，只要不触犯道德与法律，我们皆可以用成人的身份满足；如果是安全感的需要，或是自我价值感等精神的需要，就要寻找自己的优秀品质从而确立自信与自尊，自己来满足自己的这些需要，而不是向外寻求。

我们以日常生活中几个实例来说明在"我"的不稳定中看到"自"的存在，并观照"自"操作的情况。如妈妈是包容、慈爱、支持的甚至是奉献的，但当看到孩子"不听话""不懂事"时，就激起了妈妈（我）的内在小女孩（自）因曾经的一些未满足的需要（或许是爱，或许是价值感，或许是尊重感……）而产生的焦虑与紧张，内在小女孩（自）就想借助妈妈（我）的身份来实现未曾满足的愿望。因此情绪就爆发出来，变成了孩子眼中的"坏妈妈"。此时，有情绪的妈妈要停下来几秒，看看内在小女孩是什么需要未曾被满足，这个需要是此时通过大吼大叫就能满足的吗。如果大吼大叫仍然不能被满足，就不要再向外寻求满足，要回到自己的状态里，为自己内在的小女孩当一回妈妈，满足这个内在小女孩的需要。这样一次一次的连接与对话，"自"就能被看见、被满足，主人格就会越来越稳定。

再如，沙盘师要懂得包容、尊重、支持、抱持等，但新手沙盘师在工作过程中因为想证明自己的能力，或是被来访者叙述的某件事、某个情节，或是被来访者摆放的某个沙具所触动，可能就被自己的情结湮没了，几乎忘记了自己是沙盘师。所以可能出现的情况有：试图解释某件事；试图不断探询某件事或某个情节；分析和判断来访者的某个内容。这需要沙盘师在工作之后找自己的咨询师进行情结处理。

　　个体在沙盘情境中，通过沙、沙具等呈现自己的无意识内容，与自己的无意识内容进行沟通与对话，同时也会通过其他成员的呈现，看到自己未曾认识的无意识，并通过感受来认识它们。通过沙、沙具等形成的无意识意象化的表达，使个体更直观地感受到无意识，并且促进无意识意识化。

第十章
团体沙盘实施过程中常见问题解答

　　这本书缘起于团体沙盘应用实践者的提问，为了回答及解决他们在实践中遇到的问题，才有了写这本书的冲动，同时也是想弥补课堂教学理论的不足。因为本书写作中要遵从一定的逻辑架构，很多问题的解决方法其实已经在各章之中，所以本没有意愿再写此章。但考虑到一些实践者不想慢慢细读此书，故写出此章，以便迎合快餐式的问题解决方式。笔者认为即便有此章，也不可能涵盖所有实践者的问题，还需每一位有意愿应用团体沙盘心理技术的实践者沉下心来进行实践。实践者要想找到问题的答案，一方面，需经过从初级到中级再到高级的学习、实践、体验、督导的成长过程；另一方面，"沙盘中国之应用系列"书中有各行各业的应用案例与指导，可以参考；再一方面，请仔细阅读本书及荣格的相关书籍，逐步解决成长中的困惑。

　　相信随着实践者不断地成长，不久的将来就可以成为团体沙盘心理技术的专家。

问题一：感觉深入不下去

　　很多沙盘师实践后的问题是：这个小组我感觉很难带下去，不能深入，接下来怎么办呢？解决这个问题，可以从以下几个方面进行反思。

　　其一，沙盘师要知道自己"深入"不下去的状态是什么样的，是成员们感觉很深入而自己想要的状态没出现，还是大部分成员都没有深入下去，是不是自己有过高的期待，反思这些问题是必要的。

　　其二，无意识是相互传递的。沙盘师自己在带领过程中是怎么样的状态。是否带着关爱与陪伴、守护、观照到每一个成员。是否做到积极倾听与等待，默默欣赏每一个人。如果都做到了，可能还有客观原因。从实践经验可以得出，往往在以上这些点上沙盘师是存在很多的问题。

　　其三，有一些主题可能需要沙盘师先自己呈现开放的态度与状态，才有可能让成员因为沙盘师的示范力量而开放、深入。还有很多时候，主题的设定可能是沙盘师自己的需要，并非是所有成员的愿望，沙盘师只是想通过成员的分享来解决自己的问题。

其四，沙盘师要如同应用其他心理技术一样保持价值中立，对待任何人与事都坚持"四不二重"原则，持包容、尊重的态度。如果做不到，从肢体语言、语音语调上都能传递出不接纳的态度，可能就会让成员闭口不谈了。

其五，沙盘师因为个人能力，或者说个人还无法承担自己及成员所有的无意识内容，害怕的无意识就影响了团体发展进程。

问题二：沙盘团体活动效果不太好

针对这个问题，可能是沙盘师太着急解决问题了。团体的安全感还没有建立起来，沙盘师就急于让成员敞开心扉，深入解决问题，这是不太现实的。沙盘师要遵循沙盘团体的发展规律，要完成每一个阶段的任务。当沙盘师逐步按照团体发展的脚步稳步前行时，想要的结果可能就会出现。

问题三：不知道成员的感觉如何

这可能与沙盘师目标不够明确有关，也与评估水平有关。新手沙盘师临时组建团体，可能不了解这个团体成员的心理特点及状态，也可能沙盘主题不是这个团体成员普遍要解决的问题。如果以上问题都存在，可能是沙盘师的经验不足，也可能因为目标不清晰、主题不明确使沙盘团体活动流于表面。而沙盘师因为以上原因，根本不知道如何来评估此次沙盘活动的效果。无论是怎么样的团体，沙盘师首要的任务就是了解这个团体的心理特点、发展目标，再确定用几次活动及什么主题来完成目标。

问题四：大家分享时好像跟主题不搭边

这可能因为沙盘师设计方案时前后主题逻辑不清，也可能与工作过程中没有及时控场有关。如果是一个连续工作的沙盘团体，每一次主题活动都会解决一个问题，而且前后主题是一个递进关系。另外，主题太笼统、外延太宽泛、太随意、太难表达等问题都可能使沙盘活动开展得不顺畅。还有可能因为个别成员由主题引发的无意识阻抗，使该成员故意岔开话题，而沙盘师没有及时拉回到主题上，使团体讨论偏航。

问题五：有的人不按规则进行，是否要包容

沙盘团体方案的操作设计原则是先紧后宽，前三四次都不允许动沙具，轮值组长的权力也仅仅是比别人多拿几个沙具，而没有动别人沙具的权力。这

样做是为了分清界限，以保护好每一个人，让每一个人都能在这种安全的氛围中分清彼此界限，认清自己的需要，减少投射。在三四次以后，每一个成员都有了成长，能够理解别人的就是别人的，自己的是自己的；每一个成员也因为意识容器的扩大而能接纳很多别人与自己的不同。之后再逐步允许轮值组长在与沙具主人商量的情况下，调整沙盘画面。这时，沙具的主人也能考虑自己的真实需要而选择同意或不同意。特别是在不同意的情况下，各自也能理解或整合。因此，沙盘团体的操作在遵循一定规则的同时，也可以在自由且受保护的前提下有一定的创新设置。但无论怎样变化，前提是能为所有成员提供自由且受保护的空间。相信遵循这个原则的操作设置会严谨一些，既不会让一部分人随意又限制了另一部分人。否则，不仅成员之间有嫉妒，也可能对沙盘师有愤怒，可能出现的情况是有情绪的成员以倦怠、不想说太多，或是不按规则进行来表达情绪了。所以，在安全感没有完全建立起来时，不守规则就等于破坏了安全，沙盘师要温柔且坚定地指出问题并使全体都回到规则上来。维护规则，就是保证了规则下刚刚建立起来的安全感。

问题六：按照备课进行活动，但感觉不满意

这可能是很多新手沙盘师在完成沙盘团体带领工作后的感觉。很多沙盘师有自身的焦虑，总担心在规定的时间里没有完成教学任务，总担心时间不够。对于这种情况有的成员说：沙盘师人在心不在。而大部分成员只是感受到焦虑，并也接受了这种焦虑，会在团体中轻描淡写地草草分享，焦躁地想早一点逃离这种不安的氛围。这是一种相互的感染，使沙盘团体活动流于一种形式。沙盘师为完成程序而完成，缺少关爱与陪伴，更谈不上倾听与共情了。团体沙盘心理技术工作是考验沙盘师主人格的一项重要工作，沙盘工作的重点在于每一个成员通过自己的沙具分享自己的感受，在后续的程序没完成的情况下，如果不是在学校课堂，可以同成员商量延长时间，或是省略后边的操作，做好收口结束工作也可以。

问题七：场面很乱，没什么效果

"我的水平太差了""他们说沙盘没意思""场面很乱，一塌糊涂"。遇到这类不相信自己的提问，我通常首先会问：你相信你自己吗？有的沙盘师说相信，有的沙盘师说不相信。对于前者的回答，我会说你太棒了，你的自信一定会带动整个场域，团体成员会感受到的，一定会有效果的。对于后者的回答，我一般会告诉他：如果你不相信自己有能力，你还有沙盘呢（言外之意是你可以用沙盘补足），你自己都没有信心，别人怎么能相信呢。

要解决"不相信自己"的问题，一方面，沙盘师要不断地实践与学习，让自己在不断的实践与学习中提高操作水平与自信心；另一方面，要看到沙盘本

身的治愈力量，要体会到团体的凝聚力与治愈力量，同时要知道每一个成员相信沙盘师有感知能力、自我认识能力、自我教育能力、自我成长能力。所以，当沙盘师的操作能力不足时，尽管没有营造出最佳的自由且受保护的空间，但要相信"表达即治愈"，相信沙盘带来的意象会让每一个成员不断地回味，从而有所感悟与成长。

问题八：自身控场能力不足

沙盘团体有场域，个体沙盘也存在两个人的场域问题。有很多新手咨询师，包括沙盘师，在咨询中固着在问题上，一个问题接着一个问题问，自己都不知道在问什么，从而没办法进行下去。解决这个问题的最好办法，一是提高自己的理论水平，二是在督导下不断地实践。对所有成员或来访者陈述的问题能够通过现象看到本质，就能通过几个问题知道来访者的问题出现在哪里。再通过开放式的提问让来访者不断探索自己的无意识，沙盘师再通过澄清、共情等技术使咨询更好地进行下去。

问题九：有不良评价反馈时会乱了方寸

当有成员说沙盘活动没效果、没有解决问题时，或是有成员说沙盘师带得不好时，经验不足或不自信的沙盘师可能一下子就进入了自我否定中，被自卑的情结所吞噬。此时沙盘师的主人格不稳定了，那个内在的自我乱了方寸，不知所措，甚至到最后也没有调整过来。所以，不需要让所有人都肯定沙盘师，首先沙盘师要通过成长看到自己的优点与缺点，客观评价自己；把所有的不足都看成是自己要成长与进步的空间，要感谢别人的批评。还有一种会使沙盘师乱了方寸的情景，因为成员拿的沙具或是画面让自己的情绪无法平复、跌宕起伏，沙盘师只在自己的状态里，没有陪伴成员。这种情况发生后，沙盘师一定要寻求自己的个人体验，解决自己的情结问题。

问题十：做完沙盘工作如何知道效果

第一，建议新手沙盘师在每一次工作结束后，把整个工作过程写成一篇逐字稿，对照着"四不二重"的工作原则和工作过程来反思自己的操作过程，及时发现问题并及时解决这些问题（进行沙盘师的个人体验或督导）。第二，可以询问成员或来访者在两次活动期间自己的感受及成长点在哪里。第三，可以根据第三方（成员的家人、师长、朋友）对成员的评价来看效果。第四，通过沙盘师及咨询师基于理论和实践的客观评价得知。第五，在可能的情况下，寻找适合的心理量表做前后测试，也许有更客观的评价。

问题十一：不会提督导问题

督导确实是一个沙盘师成长的重要途径。沙盘师刚开始实践时，疑惑的问题太多，而且既不了解督导是怎么回事，也不知道从哪里问起。建议沙盘师先从听其他团体督导开始，听听别人是如何报告案例的，是如何提出督导问题的，又是如何通过督导成长的。这不仅是学习如何接受督导，也能解决自己的一部分困惑。另外还要加强自身实践及理论学习，在成长中学会反思，逐渐学会整理案例的同时，也就会提出想要督导的问题了。

问题十二：什么时候可以结束沙盘工作

如果开始就约定次数和时间，来访者就想在到了约定的次数时结束沙盘。沙盘师可以做出相应的评估，给来访者一些专业的建议，让他考虑是继续还是结束，尊重来访者的决定就可以了。

还有一种可能是，如果能在来访者初次访谈时就选择适合他的心理量表进行测试，并在咨询过程中分阶段再测试，就可以比较前后分数，以测试结果作为一个标准，再结合自评、第三者评，及咨询师评价（他评），来判断是否可以结束。沙盘师也可以结合荣格所说的自性理论，看到来访者的沙盘画面经常有居中的呈现（自性的原型力量被启动），并且画面中的大自然景致非常和谐（原型力量发挥着整合作用），可以认为来访者建立起内心的力量感了，可以考虑逐渐结束沙盘工作。这个结束要有一个过程，让沙盘师与来访者都有时间来接受彼此的分离。

问题十三：没有信心来实施操作

人生来带有自卑，尤其在自己不熟悉的领域更是这样。对于沙盘心理技术或是其他技术，没有谁天生就会，而且技术的掌握要经过一个相当长的训练过程，就像人类从儿时要学会使用勺子、筷子一样。如果沙盘师只停留在了解层面，永远都不可能学会使用沙盘心理技术。因此，在学习沙盘心理技术后，在遵从职业伦理下一定要寻找尝试和应用的机会。

有位老师曾说："我还没有学习那么多理论，就按照课堂上教的那些内容，把握好'四不二重'原则，我就用起来了。在应用过程中不断总结经验，就会越来越熟练，孩子们的积极反馈给了我极大的信心。"这位老师说得没错，实践和应用是掌握团体沙盘心理技术的硬道理。几年下来，这位老师得到了高三学生们、同校老师们、校长的认可，她自己也因此拥有了和谐的家庭关系。她信心满满地说："是团体沙盘让我看到了自己更大的价值。"

问题十四：我的个体来访者多，我是否无法运用团体沙盘心理技术

有很多学员有一些误解，以为"团体沙盘心理技术"就只适用于团体工作。实则不然，专业的培训课程设计是从掌握一个沙盘团体技能训练开始的，让学员们逐渐感受沙盘的力量及扩大意识容器，这就促使他们积累丰富的经验，增长能力来带领多个小团体组成的大团体，当学员们自我成长后就比较容易进入一对一个案工作中。同时，在学习与实践中，"四不二重"的工作原则也植入学员内心，成为开展沙盘工作的一个自动力量，在个体沙盘中就能自如地为来访者提供自由且受保护的氛围与空间。如果学员在初级学习之后，就要接触个案沙盘工作，请在每一次工作之时，牢记"四不二重"原则并秉承着"以游戏的心态积极、认真、用心参与，带着关爱与陪伴，守护、观照，积极倾听和等待，默默欣赏，用心感受，必要时真诚参与分享"的工作过程，工作之后及时接受督导和进行个人成长咨询，相信也会成长很快。

问题十五：忍不住想判断别人的沙画是什么

这不仅是沙盘师的想法，笔者最初学习与应用时也有这个想法。人类在认识外部世界时，都是从感觉到知觉的综合认识，并对事物有一个快速的判断，以便应对身边发生的事。所以，有人开始接触沙盘时就会问这样一个问题：你看看我摆的这些沙具，分析一下我的心理。其实这就是以习惯思维提出的问题，并没有错。但是，我们大部分时候的判断都是自己心灵的投射，自认为别人会跟自己判断的一样。而团体沙盘心理技术是针对无意识进行工作的，无意识深藏在意识之下，是连自己都未知的部分，别人怎么能知道呢。所以，我们在沙盘工作中提出"不分析、不解释、不评价、不判断，重感受、重陪伴"的工作原则，就是让每一个沙盘师在工作中减少投射，专心陪伴来访者，感受他的心灵内容，并协助他进行深入的心灵探索。相信沙盘师通过不断地训练与实践，一定会把沙盘心理技术的"四不二重"工作原则深植于内心，成为进行沙盘工作时的自动反应，为来访者提供自由且受保护的空间，充分体现自己在沙盘心理技术工作中的专业胜任力。

参考文献

[1] 李鑫蕾.母亲积极心理品质结构及其在团体沙盘游戏中的干预研究[D].澳门：澳门城市大学，2020.

[2] 刘娟，姜喜双，王健.运用团体沙盘游戏改善大学生宿舍人际关系[J].科技文汇，2017（7）.

[3] 毛小玲，李宏翰，张建梅.大学生宿舍人际关系的特点[J].中国心理卫生杂志，2005（7）.

[4] 樊富珉，何瑾.团体心理咨询的理论、技术与设计[M].北京：中央广播电视大学出版社，2014.

[5] 刘建明.宣传舆论学大辞典[M].北京：经济日报出版社，1993.

[6] 刘建新，于晶.沙盘师实践与成长——体验式团体沙盘心理技术操作手册[M].北京：化学工业出版社，2019.

[7] 王守仁.阳明传习录[M].上海：上海古籍出版社，2000.

[8] 金洪源.学科学习困难的诊断与辅导[M].上海：上海教育出版社，2004.

[9] 高岚，申荷永.沙盘游戏疗法[M].北京：中国人民大学出版社，2012.

[10] 滕守尧.审美心理描述[M].成都：四川人民出版社，1998.

[11] 向群英.团体沙盘心理技术在高校学生工作中的应用与实践[M].北京：化学工业出版社，2020.

[12] 杨凤池.咨询心理学[M].北京：人民卫生出版社，2013.

[13] 衣庆泳.对话大学生寝室人际交往问题[M].北京：中央文献出版社，2014.

[14] 于晶，苏延恒.社会工作者之团体沙盘心理技术应用操作手册[M].北京：北京时代华文书局，2020.

[15] 张日昇.箱庭疗法[M].北京：人民教育出版社，2006.

[16] 张刃.音乐治疗[M].北京：机械工业出版社，2020.

[17] 中国心理学会临床心理学注册工作委员会伦理修订工作组，中国心理学会临床心理学注册工作委员会标准制定工作组.中国心理学会临床与咨询心理学工作伦理守则（第二版）[J].心理学报，2018，50（11）.

[18] 博伊科，古德温.沙游治疗——心理治疗师实践手册[M].田宝伟，等译.北京：中国轻工业出版社，2012.

[19] 芭芭拉·A.特纳，克里斯汀·尤斯坦斯杜蒂尔.沙盘游戏与讲故事：想象思维对儿童学习与发展的影响[M].陈莹，王大方，译.北京：北京师范大学出版社，2015.

[20] Dora M. Kalff.沙游在心理治疗中的作用[M].高璇，译.北京：中国轻工业

出版社，2015.

[21] 爱娃·海勒.色彩的性格[M].吴彤，译.北京：中央编译出版社，2008.

[22] 约翰·鲍尔比.依恋三部曲：第一卷　依恋[M].汪智艳，王婷婷，译.北京：世界图书出版公司北京分公司，2017.

[23] 卡尔文·霍尔，弗农·诺德比.荣格心理学入门[M].冯川，译.上海：三联书店，1987.

[24] 卡尔文·霍尔，弗农·诺德比.荣格心理学七讲[M].冯川，译.北京：北京大学出版社，2017.

[25] 卡尔·古斯塔夫·荣格.原型与集体无意识[M].徐德林，译.北京：国际文化出版公司，2018.

[26] 鲁道夫·阿恩海姆.艺术与视知觉[M].滕守尧，朱疆源，译.北京：中国社会科学出版社，1984.

[27] 茹思·安曼.沙盘游戏中的治愈与转化：创造过程的呈现[M].张敏，蔡宝鸿，潘燕华，等译.北京：中国人民大学出版社，2012.

[28] Irvin D. Yalom, MolynLeszcz.团体心理治疗——理论与实践[M].李敏，李鸣，译.5版.北京：中国轻工业出版社，2010.

[29] Marianne Schneider Corey, Gerald Corey.团体：过程与实践[M].邓利，宗敏，译.北京：高等教育出版社，2010.